Trennkost
Planer

Ursula Summ

Trennkost Planer

Leicht & lecker Woche für Woche

Weltbild

Besuchen Sie uns im Internet
www.weltbild.de

Die Autorin

Ursula Summ wurde 1947 in Hofheim/Ts. geboren und kam als junge Frau über eigene Probleme mit Gewicht und Gesundheit 1978 zur Hayschen Trennkost. Zum ersten Mal fand sie wirkliche Hilfe und begann, diese Ernährung weiterzuentwickeln und ihre Erfahrungen anderen Menschen mitzugeben. Mit ihrer eigenen Trennkost-Diät ist sie seit über 25 Jahren erfolgreich, gibt Abnehmkurse und Seminare und hat bislang über vier Millionen Bücher verkauft. Ursula Summ lebt heute mit ihrer Familie in Spanien, von wo sie täglich Briefe und Anfragen aus der ganzen Welt beantwortet und an neuen Konzepten arbeitet.

Weltbild Taschenbuch

Inhalt

Vorwort

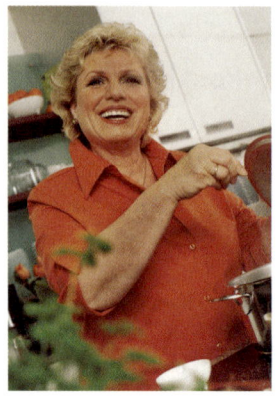

Liebe Leserinnen, liebe Leser!

Die Trennkost feiert bald ihren hundertjährigen Geburtstag, und vielen Kritikern und Buhrufen zum Trotz erfreut sie sich immer größerer Beliebtheit. Sie ist nicht nur in Deutschland ein Spitzenreiter, sondern europaweit. Inzwischen weiß man: Der Schlüssel zur Gesundheit und zu einem erfolgreichen Abnehmen liegt in der richtigen Kombination der Nahrung. Durch geschicktes Zusammenstellen der Mahlzeiten in Verbindung mit einem moderaten Bewegungsprogramm schafft man ideale Voraussetzungen für eine schlanke Linie. Mit diesem Buch biete ich Ihnen einen verlässlichen und praktischen Essens-Ratgeber für vier Wochen – das macht den Einstieg in die Trennkost kinderleicht. Die von mir entwickelten Rezepte folgen natürlich den Trennkostregeln und sind schnell und einfach in der Zubereitung. Darüber hinaus berücksichtigen sie die Insulinausschüttung im Körper nach dem Genuss bestimmter Nahrungsmittel und Mahlzeiten, denn diese hat großen Einfluss auf die Gewichtsabnahme. Die Tages- und Wochenpläne zeigen Ihnen, wie Sie die Rezepte kombinieren können. Natürlich können Sie auch Ihre eigenen Tages- und Wochenpläne zusammenstellen, denn die Rezepte können beliebig untereinander ausgetauscht werden. Kombinieren Sie ganz nach Ihrem individuellen

Bedarf Frühstück, Mittag- und Abendessen mit zusätzlich ein bis zwei Zwischenmahlzeiten am Tag. Außerdem sollten Sie für ausreichend Bewegung sorgen, denn dies bringt Ihren Stoffwechsel in Schwung, macht den Körper gelenkiger und hilft, überflüssige Pfunde zu verbrennen. Aus Platzgründen kann ich Ihnen hier leider kein Sportprogramm anbieten und verweise Sie darum auf mein »iss.dich.schlank.-Basisbuch«. Darüber hinaus gibt es viele empfehlenswerte Bewegungsprogramme, von Aquafitness über Nordic Walking und Pilates bis hin zu Yoga – bei dem riesigen Angebot ist sicher auch für Sie das Passende dabei.

Ich wünsche Ihnen viel Spaß und Erfolg!

Herzlichst,
Ihre Ursula Summ

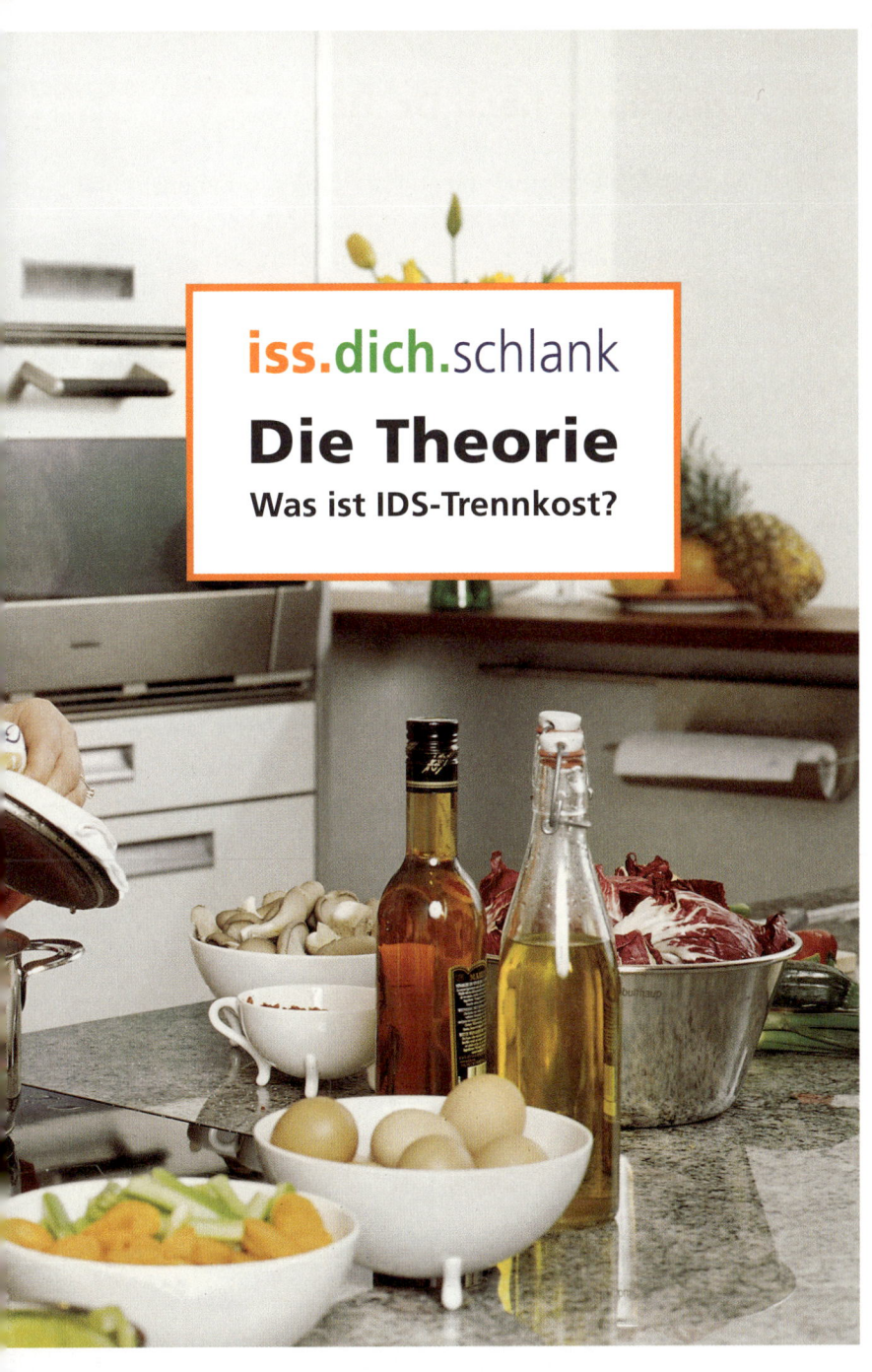

iss.dich.schlank

Die Theorie

Was ist IDS-Trennkost?

Trennkost nach Dr. Hay

Meine Zauberformel für mehr Vitalität, Lebensfreude und Wohlbefinden lautet: Trennkost! Das bedeutet, Nahrungsmittel intelligent zusammenstellen, um eine optimale Verdauung zu gewährleisten. Denn wie Dr. Howard Hay, der Begründer der Trennkost, herausgefunden hat, werden alle Speisen, die wir essen, auf unterschiedliche Art verdaut. Ein Stück Fleisch, Fisch und auch verschiedene Früchte brauchen zur Aufspaltung saure Verdauungssäfte, wohingegen Kartoffeln, Reis, Nudeln und Getreide zur Zersetzung der Kohlenhydrate basische Verdauungssäfte benötigen.

Unser Körper ist vergleichbar mit einer kleinen chemischen Fabrik. Bereits im Mund beginnt die Vorverdauung der Kohlenhydrate: Durch die Einwirkung der Amylase – das ist ein Enzym des Speichels – wird die Stärke der Kohlenhydrate in winzige Teilchen zerlegt. Kauen Sie zum Beispiel längere Zeit ein Stück Brot, schmeckt es nach einer Weile süßlich – die Verdauung der Kohlenhydrate hat begonnen. Gründliches Kauen ist also sehr wichtig. Essen Sie aber Kohlenhydrate zusammen mit Eiweißen

TIPP

Ungünstig kombinierte Speisen machen sich oftmals durch Sodbrennen, aufgeblähten Leib, Völlegefühl oder Verdauungsstörungen bemerkbar. Daher sollten wir zu stark kohlenhydrathaltigen Mahlzeiten möglichst wenig Eiweiß essen und umgekehrt.

oder mit sauren Früchten, wird diese Vorverdauung der Kohlenhydrate im Mund unterbrochen.

Die nächste Station der Verdauung ist der Magen, in dem ein saures Milieu herrscht. Mithilfe der Salzsäure und des Verdauungsenzyms Pepsin werden hier die Eiweiße vorverdaut und in kleinere Bausteine zerlegt.

Verdauung ist Schwerstarbeit

Schließlich gelangen Eiweiße und Kohlenhydrate in den oberen Teil des Dünndarms, wo sie gemeinsam verdaut werden. Dieser Vorgang bedeutet nun Schwerstarbeit für alle Verdauungsorgane, allen voran für die Bauchspeicheldrüse. Sie muss, gemeinsam mit der aus der Leber stammenden Gallenflüssigkeit, verschiedene Verdauungsenzyme zur Aufspaltung der Speisen liefern wie zum Beispiel die eiweißspaltenden Enzyme Trypsin und Chymotrypsin, das kohlenhydratspaltende Enzym Amylase sowie das fettspaltende Enzym Lipase. Zusätzlich reguliert sie den Blutzuckerspiegel, indem sie nach Bedarf Insulin oder Glukagon produziert.

Warum ist Trennkost gesund?

Gegner der Trennkost stoßen sich immer wieder an der Behauptung von Dr. Howard Hay, dass Eiweiß und Kohlenhydrate nicht gemeinsam verdaut werden könnten. Und damit haben sie sogar recht. Tatsache ist: Eiweiß und Kohlenhydrate werden im Dünndarm gemeinsam verdaut, wie im vorangegangenen Abschnitt beschrieben wurde. Warum aber hielt Dr. Hay an seiner Theorie fest? Was bekräftigte mich und andere Trennkost-Anhänger, die getrennte Essweise weiterhin zu empfehlen?

Zum einen bestätigt natürlich die positive Erfahrung, die viele Menschen mit der Trennkost gemacht haben, dass diese Ernährungsweise gesünder ist als eine gemischte Kost. Wer innerhalb einer Mahlzeit die überwiegend eiweißhaltige Nahrung von überwiegend kohlenhydrathaltiger Nahrung trennt, leidet weit weniger unter Sodbrennen, Verdauungs- oder Stoffwechselstörungen. Diabetiker erleben eine Besserung ihrer Krankheit, übergewichtige Menschen nehmen ab.

Zwischenspiel mehrerer Faktoren

Warum dies so ist, wurde inzwischen in verschiedenen wissenschaftlichen Untersuchungen bewiesen: Es spielt nicht nur eine Rolle, dass die Speisen durch die Trennung einfacher verdaut werden, sondern die Insulinproduktion und das Säure-Basen-Gleichgewicht im Körper sind ebenso wichtig für die Gesundheit und das Wohlbefinden.

TIPP

Als Dr. Howard Hay vor etwa hundert Jahren die Trennkost entwickelte, wusste er noch nichts von den wissenschaftlichen Zusammenhängen. Doch sein Prinzip hatte Erfolg: Seine Patienten, die sich danach ernährten, wurden leistungsfähiger, und Dr. Hay selbst kurierte sich von einer schweren Nierenerkrankung.

Und da die Trennung von Kohlenhydraten und Eiweiß für einen niedrigen Insulinspiegel sorgt und die Trennkost zudem eine basische Kost ist, sind die positiven Berichte der Trennkost-Anhänger keine Überraschung.

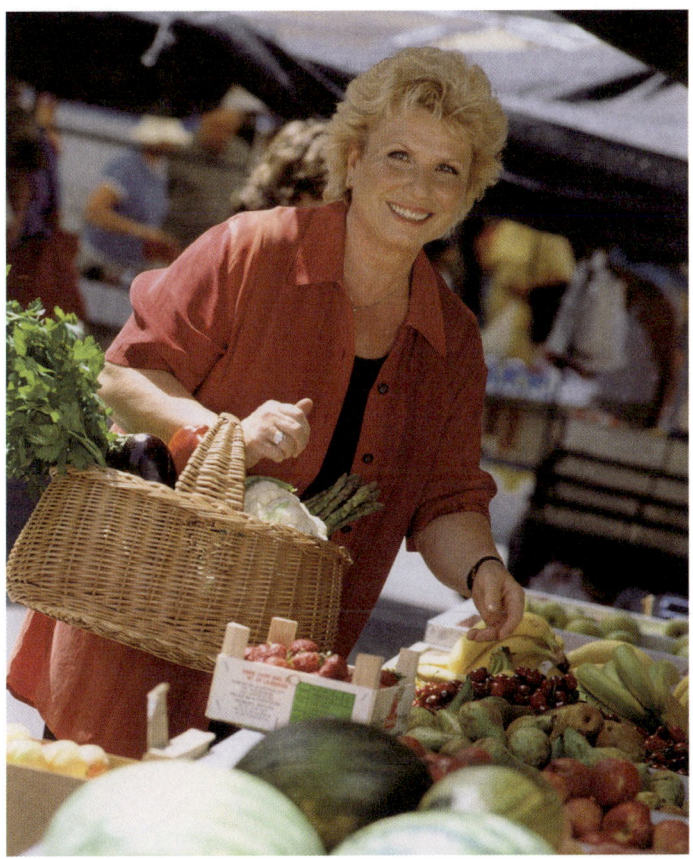

Nicht nur die Zusammensetzung der Mahlzeiten ist wichtig für eine gesunde Ernährung – die verwendeten Lebensmittel sollten frisch und von guter Qualität sein.

Eine bedeutungsvolle Entdeckung

Die Bedeutung des Insulinspiegels für die Gesundheit haben Susanne Holt und Jennie Brand-Miller von der Universität in Sydney entdeckt. Sie fahndeten unabhängig von der Trennkost nach den Ursachen für das weltweit grassierende Übergewicht und die daraus resultierenden Stoffwechselerkrankungen. So untersuchten sie, wie viel Insulin die Bauchspeicheldrüse nach einer isolierten Kohlenhydratmahlzeit ausschüttet und wie viel, wenn man – im Rahmen einer üblichen Mischkost – Fett und Eiweiß dazuisst.

Wissenschaftliche Belege

Die Forscherinnen fanden heraus, dass die Bauchspeicheldrüse bei verschiedenen gemischten Speisen mit einer stark ansteigenden Insulinkurve antwortete – noch höher, als hätte man nur Weißbrot gegessen. Dies erklärte, warum die Menschen bei einer fettreduzierten, kohlenhydratbetonten und eiweißangereicherten Nahrung oftmals nicht abnehmen, sondern im Gegenteil manchmal noch mehr zunehmen.

Wissenschaftler der Harvard-Universität in Boston entdeckten Ähnliches: Nicht Fett und Kalorien sind die

TIPP

Eine einfache Faustregel besagt: Essen Sie zu einer Eiweiß- bzw. Kohlenhydratmahlzeit drei- bis viermal so viel Gemüse und/oder Salat.

Feinde dicker Menschen, sondern die oftmals selbst herbeigeführte Insulinüberproduktion. So leiden viele dicke Menschen daran, dass ihre Bauchspeicheldrüse aufgrund falscher Ernährung zu viel Insulin produziert.

Wichtig: ein niedriger Insulinspiegel

Heute ist allgemein wissenschaftlich belegt, dass ein niedriger Insulinspiegel wünschenswert ist, nicht nur für die Gewichtsreduktion, sondern auch für die Gesundheit. Denn muss die Bauchspeicheldrüse lange Zeit ständig vermehrt Insulin produzieren, kann nicht nur Übergewicht die Folge sein, sondern im Laufe der Zeit kann sich sogar ein Diabetes entwickeln, mit all seinen negativen Begleiterscheinungen.

Gesünder durch Säure-Basen-Gleichgewicht

Für die Gesundheit spielt neben der Verdauung und dem Insulinspiegel das Säure-Basen-Gleichgewicht eine bedeutende Rolle. Eiweiß, Kohlenhydrate und Fette sind wichtige Bestandteile einer gesunden Ernährung. Doch so wertvoll diese Nährstoffe auch sein mögen, es bleiben nach ihrer Aufspaltung und Verstoffwechslung auch saure Abfallstoffe im Körper zurück. Bei den eiweißreichen Nahrungsmitteln sind dies die Harn- und die Milchsäure. Bei den koh-

Wer sich nach den Prinzipien der Trennkost ernährt, sorgt für einen ausbalancierten Säure-Basen-Haushalt im Körper.

lenhydratreichen Nahrungsmitteln tragen Kohlensäure und stickstoffhaltige Abfallstoffe zur Säurebildung bei. Bei den Fetten sind es die tierischen Fette, zum Beispiel in Wurstwaren, sowie die Transfettsäuren – auch gehärtete Fette genannt –, die im Herstellungsprozess von minderwertigen Margarinen oder Plattenfetten entstehen.

Ein ausgeglichener Insulinspiegel, die Balance von Säuren und Basen und eine funktionierende Verdauung sind die Grundlagen für Gesundheit und eine gute Figur.

Weitere Säurebildner sind Kaffee, schwarzer Tee, Kakao, Alkohol, Nikotin und manche Medikamente. Auch Stress, Ärger, Streit oder Aggressionen treiben den Säurewert im Körper in die Höhe. Zum Glück verfügt der Organismus über ein gut funktionierendes Puffersystem, um mit diesen sauren Rückständen fertig zu werden, doch eine unaufhörliche Flut kann auch der Gesündeste auf Dauer nicht verkraften.

Trennkost ist basisch

Daher sollte man es gar nicht erst so weit kommen lassen und für eine ausgewogene, basische Ernährung sorgen. Denn die Basen sind die Gegenspieler der Säuren, sie haben eine alkalisierende und ausgleichende Wirkung. Basisch sind die Vitamine, Mineralstoffe, Enzyme und Spurenelemente, die sich im Gemüse, Salat, Obst, in Keimlingen, Kernen, Samen und Kartoffeln befinden. Daher haben diese Nahrungsmittel positiven Einfluss auf unseren Säure-Basen-Haushalt. Da

Die Rezepte in diesem Buch zeigen, wie vielfältig und lecker man die Nahrungsmittel nach den Prinzipien der Trennkost kombinieren kann.

die Trennkost aus einer vitamin-, mineralstoff- und enzymreichen basischen Kost besteht, führt sie zu einer Verbesserung des gesamten Stoffwechsels und der Blutwerte.

Positive Einflüsse der Trennkost

Dass die Trennkost funktioniert, kann ich bestätigen, und zwar nicht nur aus eigener Erfahrung. In meiner langjährigen Arbeit als Leiterin von Trennkost-Seminaren durfte ich miterleben, wie viele kranke Menschen nach der Nahrungsumstellung gesund wurden. Zuerst glaubte ich an Zufälle, doch immer wieder bestätigten mir Kursteilnehmer unabhängig voneinander die Verbesserung ihres Gesundheitszustands. Sie brauchten plötzlich keine

Es gibt viele Beispiele für die positive Wirkung der Trennkost auf die körperliche und seelische Gesundheit.

Medikamente mehr, Migräneanfälle blieben aus, Magenbrennen und chronische Verstopfungen verschwanden, hohe Blutfett- und Cholesterinwerte sanken, und lästige Wechseljahrsbeschwerden traten nicht mehr auf. Sogar Menschen mit Depressionen oder einer starken, inneren Unruhe fanden zu einem normalen Leben zurück. Das klingt unglaublich, ich weiß, doch zahlreiche Briefe und E-Mails sind Beweise für diese Erfolge. Zögern Sie nicht – versuchen Sie es selbst!

INFO

Nahrungsmittel richtig kombinieren

Nahrungsmittel harmonisch miteinander zu kombinieren ist keineswegs schwierig. In diesem Buch finden Sie alle notwendigen Grundlagen. Beginnen Sie einfach damit, dass Sie innerhalb einer Mahlzeit nur solche Lebensmittel verwenden, die sich gut vertragen. Bald können Sie ausgefeilte Menüs zusammenstellen. Der Kombiplan auf den Seiten 19 bis 25 gibt Ihnen einen guten Überblick darüber, welche Lebensmittel in die Eiweißgruppe (im Folgenden immer blau markiert) und welche in die Kohlenhydratgruppe (im Folgenden immer orange markiert) gehören. Die dritte Kategorie umfasst die neutrale Gruppe (im Folgenden immer grün markiert). Da diese Lebensmittel weder die Eiweiß- noch die Kohlenhydratverdauung stören, können sie sowohl mit eiweißreicher als auch mit kohlenhydratreicher Nahrung zusammen verwendet werden. Doch Vorsicht, einige dieser neutralen Nahrungsmittel sind sehr gehaltvoll. Daher habe ich die Gruppe in zwei Teile gegliedert: Lebensmittel aus Teil 1 bitte nur sparsam verwenden, bei Teil 2 können Sie unbegrenzt zugreifen.

Der große
iss.dich.schlank.-Kombiplan

Überwiegend eiweißhaltige Gruppe

◆ *Eiweißhaltige Speisen nur mit den Kombis verbinden (blau + grün)!*

Gegarte Fleischsorten aller Art
Bratenfleisch • Gulasch • Rinderhackfleisch • Rouladen
Schnitzel • Steaks • Kalb • Lamm • Geflügel • Gans • Ente
Wild • Fleischfond

◆ *Schweinefleisch bitte meiden.*

Gegarte Fischsorten
Brasse • Flunder • Forelle • Heilbutt • Hering • Kabeljau
Krebs • Lachs • Langusten • Rotbarsch • Scholle • Seelachs
Seeteufel • Steckmuscheln • Thunfisch • Tintenfisch, un-
paniert • Fischfond

Eier aller Art
Eier, gefüllt, gekocht oder pochiert • Omelett • Rührei
Spiegelei

Milch
Alle Trinkmilchsorten, egal welche Fettstufe

Käse
Alle erhitzten Käsesorten, wie z. B. Allgäuer Bergkäse
Bel Paese • Biarom • Bierkäse • Blue Stilton • Bonbel
Burlander • Butterkäse • Cantadou • Cantal • Cheddar
Chester • Chorherrenkäse • Danbo • Donautaler • Edamer
Esrom • Fol Épi • Fontal • Gorgonzola • Gouda • Grünländer
Harvarti • Höhlenkäse • Illertaler • Jausenkäse • Maasdamer

Käse (Fortsetzung)

Mondseer • Moosbacher • Münsterkäse • Old Amsterdam
Original Sennkäse • Paladin • Pecorino • Pikantje von Gouda
Rottaler • Salzburger Bauernkäse • Steppenkäse • Tilsiter
Trappistenkäse

Sojaprodukte

Sojafleisch • Tofu

Getränke

Obstsäfte • Sekt, trocken • Apfelwein • Weiß-, Rot- und
Roséwein, herb

Obstsorten

Brombeeren • Erdbeeren • Himbeeren • Johannisbeeren
Stachelbeeren • Äpfel, frisch • Aprikosen • Birnen • Kirschen
Mirabellen • Nektarinen • Pfirsiche • Pflaumen • Quitten
Reineclauden • Rhabarber • Sauerkirschen • Weintrauben

Zitrusfrüchte und exotische Obstsorten

Ananas • Granatäpfel • Grapefruits • Kakis, Kiwis
Kumquats • Limetten • Litschis • Mandarinen • Mangos
Orangen • Papayas • Passionsfrüchte • Zitronen

Sonstiges

Balsamessig • Himbeeressig • Tomaten, gekocht

Überwiegend kohlenhydrathaltige Gruppe

◆ *Kohlenhydrathaltige Speisen nur mit den Kombis verbinden (orange + grün)!*

Vollkorngetreide

Amaranth • Buchweizen • Bulgur • Dinkel • Gerste
Grünkern • Hafer • Hirse • Quinoa • Roggen • Weizen
Getreideflocken

Vollkornerzeugnisse

Vollkornbrot • Vollkornbrötchen • Kuchen und Gebäck aus
Vollkornmehl • Vollkornnudeln • Naturreis

Kartoffeln

Kartoffeln in jeder Form

Obst

Äpfel, abgelagert • Bananen • Datteln, frisch • Feigen, frisch
Trockenobst, ungeschwefelt

Süßungsmittel

Agavendicksaft • Ahornsirup • Birnen- und Apfeldicksaft
Frutilose, Fruchtzucker • Honig

◆ *Diese Süßungsmittel dürfen alle in kleinen Mengen auch zum Abschmecken von Eiweißgerichten verwendet werden.*

Sonstiges

Bier • Kartoffelstärke • Pilze, getrocknet • Tomaten, getrocknet

Frei kombinierbare Lebensmittel (= Kombis)

* *Die Kombis sind in zwei Gruppen unterteilt – nach säurebildender und basenbildender Kost.*
* *Teil 1 nicht zu üppig verwenden.*
* *Teil 2 kann ohne Mengenbegrenzung verzehrt werden.*

Kombis Teil 1

Fette
Butter • Margarine und Plattenfette, ungehärtet • Öle, kalt gepresst

Gesäuerte Milchprodukte
Buttermilch • Crème fraîche • Dickmilch • Joghurt • Kaffeesahne • Kefir • Quark • Sahne, sauer • Sahne, süß

Sojaprodukte
Sojacreme • Soja Cuisine

Käse
Alle Käsesorten aus naturbelassener, roher Milch sind mit Milchsäurebakterien gesäuert, damit leichter verdaulich und zählen so zu den Kombis. Bei pasteurisierten Käsesorten fehlt oftmals die natürliche Säuerung, dadurch sind diese etwas schwerer verdaulich und zählen zu den Eiweißen.

Hartkäse:
Beaufort • Caciocavallo • Comté • Fiore Sardo
Grana Padano • Greyerzer • Grüntener • Idiazábal • Jurassic
Kefalotiri • Manchego • Montasio • Original Parmesan
Provolone • Sbrinz Switzerland • Urtaler

* *Diese Sorten eignen sich frisch gerieben gut zu Nudelgerichten.*

Schnittkäse:
Allgäuer Emmentaler • Appenzeller • Asiago Pressato
Fontina • Halloumi • Majorero • Morbier • Pyrenäenkäse

Reblochon de Savoie • Salers • Schweizer Raclette
Thurgauer • Tomme de Savoie • Wörishofener Rahmgouda

◆ *Diese Sorten eignen sich gut als Brotbelag und zum Überbacken.*

Weichkäse:
Amalthée • Banon Chèvre • Brie de Meaux • Brocciu
Cabrales • Camembert • Chaource • Coulommiers
Époisses • Feta • Fromage Hansi • Liptauer • Mont d'Or
Munster Géromé • Pouligny Saint-Pierre • Roquefort
Saint Albray • Ziegenmünster

◆ *Diese Sorten eignen sich gut als Brotbelag.*

Sauermilch- und Frischkäse:
Handkäse • Harzer Roller • Korbkäse • Mainzer Olmützer
Quargel • Tiroler Graukäse • Schafskäse • Ziegenkäse
Frischkäse • Hüttenkäse • Mascarpone • Mozzarella
Picandou Fermier • Ricotta • Robiola Osella • Bresso

◆ *Diese Sorten eignen sich gut als Brotbelag, teils zu Pellkartoffeln,*
teils auch zum Überbacken.

Rohe, luftgetrocknete oder roh geräucherte Wurstwaren
Bündner Fleisch • Debrecziner • Salami • Schinken, roh
Lachsschinken

Rohes Fleisch
Tatar

◆ *Rohes Fleisch nur ganz frisch verwenden und nicht zu häufig verzehren.*

Rohe, marinierte Fische
Bismarckhering • Matjeshering • Lachs, gebeizt • Sardellen

Geräucherte Fische
Aal • Bückling • Forelle • Heilbutt • Lachs • Makrele
Schillerlocken

Nüsse und Samen
Haselnüsse • Mandeln • Walnüsse • Kokosnuss • Leinsamen
Sesam • Sonnenblumenkerne • Mohn

◆ *Erdnüsse bitte meiden, sie sind schwer verdaulich.*

Essigersatz
Brottrunk • Molkekonzentrat, vergoren (Molkosan)
Obstessig

Klare, hochprozentige Spirituosen
Korn • Obstbrand, klar • Wacholder

Sonstiges
Eigelb • Gemüsebrühe • Hefe • Kokosmilch, frisch • Oliven
Rosinen

Kombis Teil 2

Gemüse
Artischocken • Auberginen • Avocado • Blumenkohl
Bohnen, grün • Brokkoli • Chicorée • Chinakohl • Erbsen,
grün • Fenchel • Grünkohl • Gurken • Knoblauch • Kohlrabi
Kürbis • Lauch • Mais, frisch • Mangold • Melonen • Möhren
Okra • Palmherzen • Paprikaschoten • Peperoni • Radieschen
Rettich • Rosenkohl • Rote Bete • Rotkohl • Sauerkraut
Schwarzwurzel • Knollensellerie • Staudensellerie • Spargel
Spinat • Spitzkohl • Tomaten, roh • Topinambur • Weißkohl
Wirsing • Zucchini • Zwiebeln

Blattsalate
Bataviasalat • Eichblattsalat • Eisbergsalat • Endiviensalat
Feldsalat • Friséesalat • Kopfsalat • Lollo biondo • Lollo rosso
Radicchio • Rauke/Rucola • Romana-Salat

Pilze

Austernpilze • Champignons • Egerlinge • Morcheln
Pfifferlinge • Shiitake-Pilze • Steinpilze oder andere Waldpilze
Trüffel

Sprossen und Keime

Alfalfasprossen • Mungobohnensprossen • Radieschen-
sprossen oder andere Keime

Geliermittel

Agar-Agar (eine pulverisierte Meeresalge) • Biobin (pflanzli-
ches Bindemittel aus Johannisbrotkernmehl) • Gelatine (tieri-
sches Produkt)

Sonstiges

Gewürze (Meerrettich, Pfeffer, Senf, Zitrusschalen) • Heidel-
beeren • Kräuter, Kräutertees • Malzkaffee • Naturmolke
Stevia

Diese Nahrungsmittel sollten Sie möglichst meiden:

- *weißes Mehl und die daraus hergestellten Produkte, z. B. süße und pikante Backwaren sowie Nudeln und polierten Reis*
- *Zucker, Süßstoffe und daraus hergestellte Produkte, z. B. Süßwaren, Marmeladen und Gelees*
- *Fertiggerichte und Konserven*
- *Schweinefleisch, Wurst und Schinken vom Schwein und rohes Fleisch*
- *gehärtete Fette, z. B. normale Margarine, feste, weiße Frittier- und Brat-fette (Plattenfette)*
- *Bohnenkaffee, schwarzer Tee und Kakao in großen Mengen*
- *hochprozentige Spirituosen*

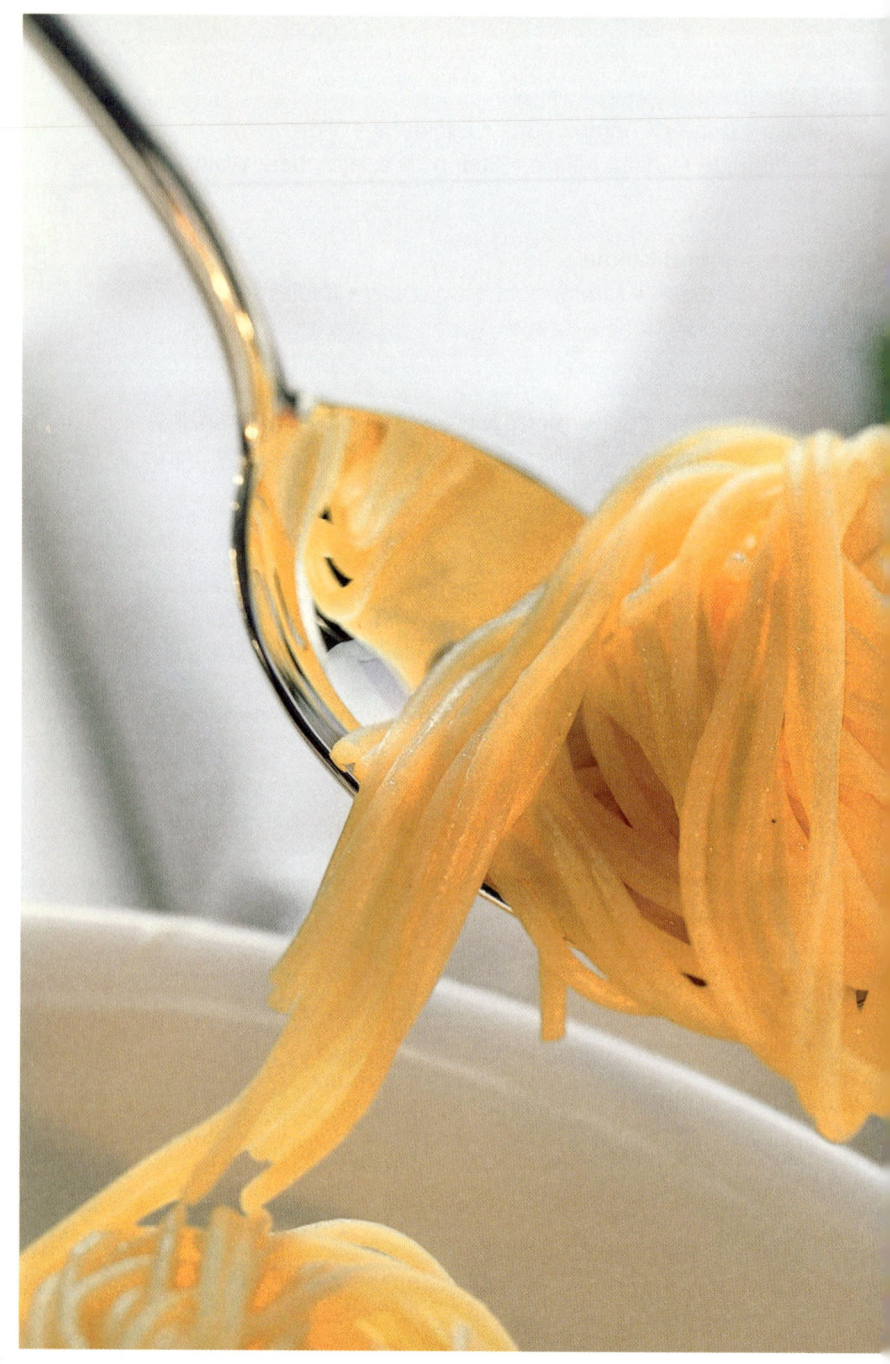

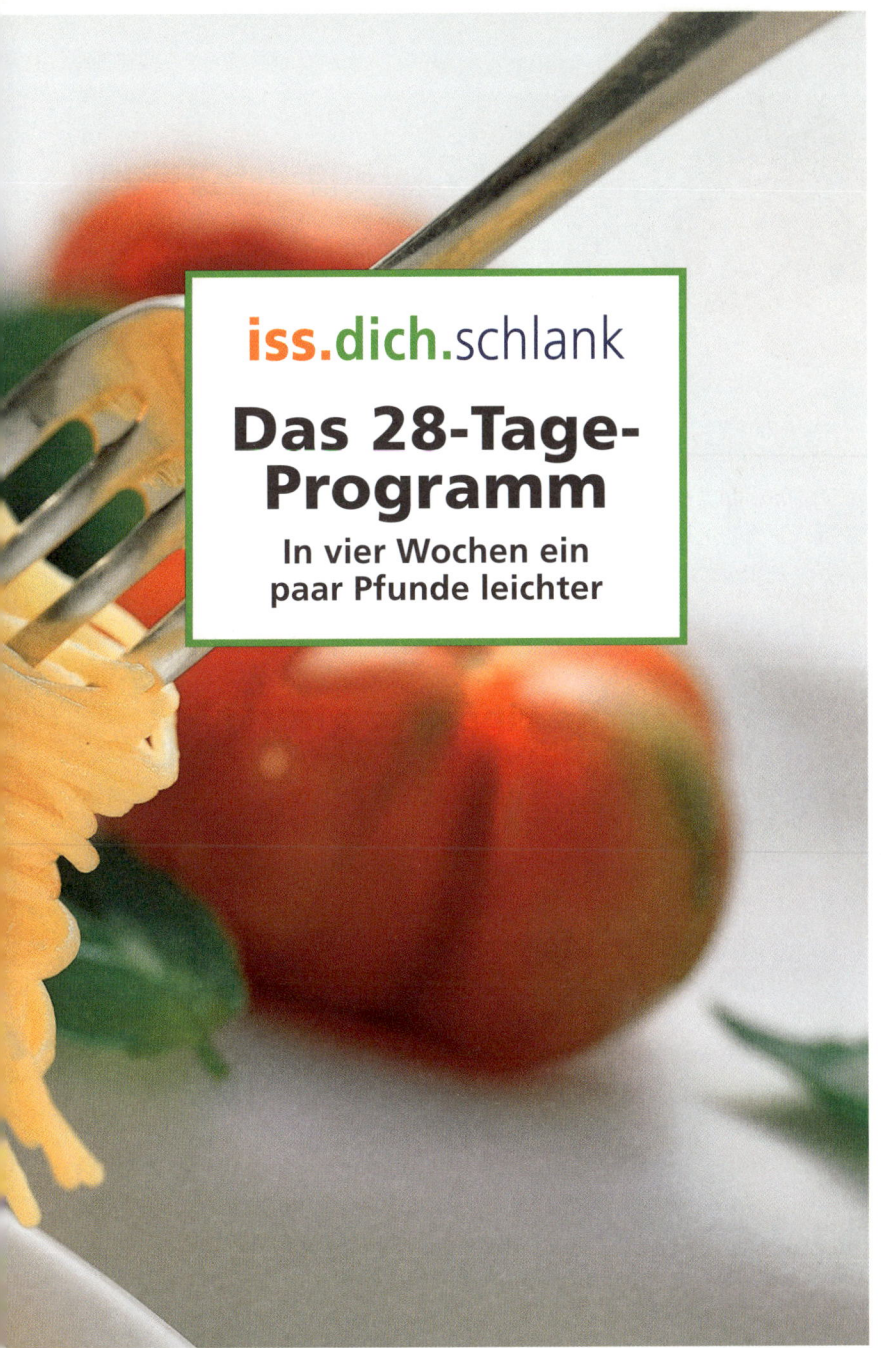

iss.dich.schlank

Das 28-Tage-Programm

**In vier Wochen ein
paar Pfunde leichter**

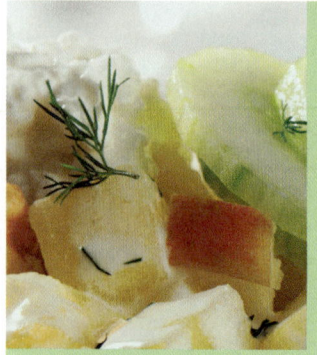

Woche 1

Auf den folgenden Seiten finden Sie den Wochenplan und die Rezepte für die erste Woche des 28-Tage-Programms. Legen Sie einfach los! Sie werden schnell merken, dass diese Ernährungsweise nicht kompliziert ist, dass sie Ihnen guttut – und dass sie die Pfunde schmelzen lässt.

Praktische Tipps für die Wochenpläne

Die Wochen- und Tagespläne des 28-Tage-Programms sollen Sie anregen und nicht einengen. Ich habe jeweils die Rezepte für eine Woche und für einen Tag übersichtlich aufgelistet. Wenn Sie das jedoch abschreckt, brauchen Sie sich nicht danach zu richten. Sie müssen die Esspläne keineswegs in der angegebenen Form umsetzen, sondern Sie können sich aus dem reichhaltigen Angebot Ihren eigenen Plan zusammenstellen.

Sie möchten zum Frühstück lieber immer ein Müsli oder immer Brot essen? Oder Sie wollen als Zwischensnack immer frisches Obst oder Joghurt? Dann tun Sie das. Tauschen Sie die Mittags- und Abendmahlzeit untereinander aus, bedienen Sie sich beim folgenden Tag, wenn Ihnen ein Rezept nicht zusagt – bereiten Sie das zu, was Ihnen schmeckt. Sehen Sie die Pläne als ein Baukastensystem an, aus dem Sie Ihre Mahlzeiten nach Geschmack und Zeitaufwand zusammenstellen.

Sie können auch doppelte Portionen zubereiten und die Hälfte einfrieren. Auf diesen Vorrat können Sie zurückgreifen, wenn Sie einmal keine Zeit zum Kochen haben.

Alle Rezepte für Mittag- und Abendessen sind für zwei Personen, sofern nichts anderes angegeben ist. Sie können beim Kochen schon die nächste Mahlzeit mit einplanen, indem Sie Kartoffeln, Reis, Nudeln, Gemüse oder Fleisch in doppelter Menge zubereiten. Bei meinen Rezepten habe ich dies berücksichtigt – denken Sie daran, wenn Sie sie austauschen.

Sinnvolle Esspausen

Je nachdem, wie lange Ihr Tag ist, brauchen Sie einen oder zwei Zwischensnacks. In jedem Fall sollte zwischen den einzelnen Mahlzeiten genügend Zeit sein, die aufgenommene Nahrung zu verdauen. Folgende Esspausen sind günstig:

Betrachten Sie diese Zeitangaben nur als Anregung, und finden Sie Ihren eigenen Essrhythmus.

- Nach dem Frühstück (ca. 8 Uhr) 2 bis 3 Stunden.
- Nach dem Vormittagssnack (ca. 11 Uhr) 1 ½ Stunden.
- Nach dem Mittagessen (ca. 12.30 Uhr) 3 bis 4 Stunden.
- Nach dem Nachmittagssnack (ca. 16 Uhr) 2 Stunden.
- Nach dem Abendessen (ca. 18 bis 20 Uhr) sollten Sie nichts mehr essen.

Wochenplan 1

	Frühstück	**Snack**
Erster Tag	Obstfrühstück Eiweiß	Pro Person 150 g Hüttenkäse Neutral
Zweiter Tag	Spiegeleier Eiweiß	Pro Person 150 ml Buttermilch Neutral
Dritter Tag	Apfelmüsli Kohlenhydrate	Obst nach Saison Eiweiß
Vierter Tag	Sprossenbrötchen Kohlenhydrate	Pro Person ¼ l frisch gepresster Orangensaft Eiweiß
Fünfter Tag	Käsebrot mit Radieschen Kohlenhydrate	Obst nach Saison Eiweiß
Sechster Tag	Obstteller mit Joghurt Eiweiß	Pro Person 150 ml Buttermilch Neutral
Siebter Tag	Haferflockenmüsli Kohlenhydrate	Obst nach Saison Eiweiß

Mittagessen	Snack	Abendessen
Gemüsesuppe mit Rindfleisch Eiweiß	Pro Person 1 Banane Kohlenhydrate	Feuriger Rindfleisch-salat mit Paprika Eiweiß
Folienlachs mit Kapern-sauce und Salat Eiweiß	Pro Person 1 Portion Studentenfutter Neutral	Käsebaguette mit Kohlrabi Kohlenhydrate
Blumenkohl mit Käse-sauce und Kartoffeln Kohlenhydrate	Pro Person 5 ge-trocknete Aprikosen Kohlenhydrate	Kartoffel-Apfel-Salat mit Hüttenkäse Kohlenhydrate
Spanisches Rührei mit Tomaten Eiweiß	Pro Person 1 Zimt-joghurt mit Nüssen Neutral	Überbackener Gemüse-Käse-Toast Kohlenhydrate
Scharfer Bohnen-eintopf Eiweiß	Kohlrabi mit Apfel und Greyerzer Eiweiß	Bohnensalat mit Currywürstchen Eiweiß
Schnelle Spaghetti mit Chicorée Kohlenhydrate	Apfelbrei Kohlenhydrate	Tatarbrötchen mit Rettich Kohlenhydrate
Rahmgeschnetzeltes mit Chinakohl Eiweiß	Bananeneis Kohlenhydrate	Tomaten mit marinier-tem Schafskäse Neutral

Mein Plan für heute:

Frühstück: Obstfrühstück
Vormittags: 150 g Hüttenkäse
Mittagessen: Gemüsesuppe mit Rindfleisch
Nachmittags: 1 Banane
Abendessen: Feuriger Rindfleischsalat mit Paprika

Gemüsesuppe mit Rindfleisch
◆ Eiweiß | Mittagessen

*Meersalz • 600 g Rindfleisch zum Kochen (die Hälfte davon
für das folgende Rezept) • 2 Möhren • 1/2 Sellerieknolle
1 Kohlrabi • 1 Stange Lauch • 4 Blumenkohlröschen
1 TL Butter • 1/2 TL Liebstöckel • Kümmel • Pfeffer
1/2 Bund Petersilie*

---

1 Salzwasser zum Kochen bringen, das Fleisch darin
1 ½ bis 2 Stunden köcheln lassen. Herausnehmen, eine
Hälfte für den Rindfleischsalat beiseitelegen, die andere
Hälfte in kleine Würfel schneiden. Die Brühe zur Seite
stellen.

2 Möhren, Sellerie, Kohlrabi und Lauch waschen, schälen und in kleine Stücke schneiden. Die Blumenkohlröschen etwas zerkleinern.

3 Die Butter in einem Topf schmelzen lassen, Gemüse und Liebstöckel zugeben und unter Rühren anbraten. Die Fleischbrühe angießen, aufkochen lassen, und die Suppe bei schwacher Hitze 18 Minuten köcheln lassen. Mit Kümmel, Pfeffer und Salz würzen.

4 Die Rindfleischwürfel zur Suppe geben. Die Petersilie waschen, trocken schütteln und hacken. Die Suppe auf zwei Teller verteilen und vor dem Servieren mit der Petersilie bestreuen.

Feuriger Rindfleischsalat mit Paprika
◆ Eiweiß | Abendessen

300 g gekochtes Rindfleisch (vom vorigen Rezept)
3 rote Paprikaschoten • 2 Gewürzgurken • ½ Bund Petersilie
150 g Joghurt • 1 TL Essig • 1 TL Senf • 1 EL Mayonnaise
½ TL Sambal Oelek • Pfeffer • Salz

---

1 Das gekochte Rindfleisch in Streifen schneiden. Eine rote Paprikaschote waschen, halbieren, putzen und klein würfeln. Die Gurken in kleine Würfel schneiden. Petersilie waschen, trocknen und fein hacken.

2 Joghurt, Essig, Senf und Mayonnaise verrühren und mit Sambal Oelek, Pfeffer und Salz kräftig würzen. Die Sauce mit dem Fleisch und den Paprikawürfeln mischen und mit der Petersilie bestreuen.

3 Die restlichen beiden Paprikaschoten halbieren, putzen, waschen und grob in Streifen schneiden. Zusammen mit dem Rindfleischsalat servieren.

Varianten Dieses Grundrezept können Sie beliebig verändern. Hart gekochte, in Würfel geschnittene Eier passen gut dazu, kleine Tomatenstücke oder Erbsen. Statt Rindfleisch können Sie auch Hühnerfleisch, Thunfisch oder Geflügelfleischwurst verwenden.

Nur für mich:

Den ersten Tag meiner neuen Ernährung zelebriere ich: Zum Abendessen decke ich den Tisch besonders schön mit meinem Lieblingsservice, ich zünde eine Kerze an und mache es mir gemütlich. Ich nehme mir Zeit zum Essen, und freue mich darauf, dass ich in den nächsten Wochen neue, leckere Rezepte ausprobieren werde. Nach dem Essen habe ich nichts mehr vor, sondern ich lasse den Abend ruhig ausklingen, mit schöner Musik oder einem spannenden Buch.

Mein Plan für heute:

Frühstück: Spiegeleier
Vormittags: 150 ml Buttermilch
Mittagessen: Folienlachs mit Kapernsauce und Salat
Nachmittags: 1 Portion Studentenfutter
Abendessen: Käsebaguette mit Kohlrabi

Folienlachs mit Kapernsauce und Salat

◆ Eiweiß | Mittagessen

2 Lachsfilets à 200 g • Meersalz • 1 Kopfsalat
1 Bund Schnittlauch • 1 EL Öl • 1 EL Essig • Pfeffer
2 EL Kapern (Glas) • 125 g Joghurt • 1 TL Senf
1 EL Zitronensaft

---

1 Den Lachs kalt abspülen, trocken tupfen und salzen. Den Salat putzen, waschen und abtropfen lassen. Zwei ausreichend große Stücke Alufolie zuschneiden und die Fischstücke darauflegen. Den Fisch mit je einem Salatblatt abdecken, dann die Folie gut verschließen. Im Backofen bei 180 °C etwa 20 Minuten garen.

2 Den restlichen Salat in mundgerechte Stücke zerpflücken. Den Schnittlauch waschen, trocknen und in Röllchen schneiden. Den Salat dekorativ auf zwei Tellern anrichten, mit Öl und Essig beträufeln, leicht salzen, pfeffern und mit dem Schnittlauch bestreuen.

3 Für die Sauce die Kapern in kleine Stücke hacken, vorher einige Kapern für die Dekoration beiseitelegen. Joghurt mit Senf und Zitronensaft glatt rühren und die gehackten Kapern untermischen. Mit Pfeffer und Salz würzen.

4 Den gegarten Fisch aus der Folie nehmen, mit der Sauce und dem Salat anrichten. Anschließend mit den Kapern bestreuen.

Käsebaguette mit Kohlrabi

♦ Kohlenhydrate | Abendessen

*2 junge Kohlrabi • 1 Fleischtomate • 1 Bund Schnittlauch
1 Vollkornbaguette • 4 TL Butter • 100 g Allgäuer
Emmentaler • 1 TL Kümmel*

―――――――――――――――――

1 Kohlrabi schälen und ein paar große dünne Scheiben abschneiden. Die Knollen halbieren und in dünne Spalten schneiden. Die Tomate waschen, in Scheiben schneiden, dabei den Stielansatz entfernen. Den Schnittlauch waschen, trocknen und in Röllchen schneiden.

2 Das Baguette halbieren, quer durchschneiden und die unteren Hälften dünn mit Butter bestreichen.

3 Baguette mit Kohlrabischeiben und Käse belegen, mit Schnittlauchröllchen und Kümmel bestreuen und die Tomatenscheiben darauflegen. Mit den oberen Baguettehälften bedecken und zusammen mit den Kohlrabispalten servieren.

KÄSE – EIWEISS ODER NEUTRAL?

In der Trennkost wurde der Käse früher nach dem Fettgehalt bemessen. Nach neueren Erkenntnissen ist es jedoch sinnvoller, die Käsesorten nach dem Aspekt der Herstellungsverfahren zuzuordnen, was den Speiseplan deutlich erweitert. So werden alle Käsesorten, die aus naturbelassener roher Milch hergestellt werden, durch Zusatz von Milchsäurebakterien gesäuert. Dadurch sind sie leichter verdaulich und zählen zur neutralen Gruppe. Bei Käse aus pasteurisierter Milch fehlt die natürliche Säuerung, daher ist er schwerer verdaulich und gehört zur Eiweißgruppe. Ausführliche Listen der verschiedenen Käsesorten und ihrer Zuordnung finden Sie im Kombiplan auf den Seiten 19 bis 25. Natürlich sollten Sie vor allem fette Käsesorten nicht im Übermaß essen, egal ob sie zur neutralen Gruppe oder zur Eiweißgruppe zählen. Eine gute Faustregel ist: Auf zwei bis drei Teile Salat oder Gemüse kommt ein Teil Käse.

Mein Plan für heute:

Frühstück: Apfelmüsli
Vormittags: Obst nach Saison
Mittagessen: Blumenkohl mit Käsesauce und
                Kartoffeln
Nachmittags: 5 getrocknete, ungeschwefelte Aprikosen
Abendessen: Kartoffel-Apfel-Salat mit Hüttenkäse

Blumenkohl mit Käsesauce und Kartoffeln

◆ Kohlenhydrate | Mittagessen

*800 g kleine Kartoffeln (die Hälfte davon
für das folgende Rezept beiseite stellen)
8–10 Salbeiblätter • 1 Blumenkohl • Meersalz
3 EL Milch • 6 EL Sahne • 80 g geriebener Greyerzer
Pfeffer • Gemüsebrühe (Instantpulver)
Muskat • 2 TL Speisestärke • 1 EL Öl
Paprikapulver, edelsüß*

---

1 Die Kartoffeln waschen und mit Schale 20 Minuten kochen. Abgießen und pellen. Dann die Hälfte für den Kartoffelsalat (folgendes Rezept) beiseitelegen. Die Salbeiblätter waschen, trocknen und anschließend in feine Streifen schneiden.

2 Den Blumenkohl waschen, putzen und in kleine Röschen zerteilen. Wenig Salzwasser mit der Milch zum Kochen bringen. Den Blumenkohl darin in 10 bis 12 Minuten bissfest garen, aus dem Wasser nehmen (das Wasser nicht wegschütten) und gut abtropfen lassen.

3 Für die Käsesauce 150 Milliliter Blumenkohlwasser mit der Sahne verrühren und aufkochen lassen. Den geriebenen Käse untermischen und die Sauce mit Pfeffer, Gemüsebrühe und Muskat würzen. Die Speisestärke in 80 Millilitern kaltem Wasser auflösen und die Sauce damit binden.

4 Das Öl in einer beschichteten Pfanne erhitzen, darin Salbei und Kartoffeln anbraten. Leicht salzen und mit Blumenkohl und Käsesauce anrichten. Mit etwas Paprikapulver bestäuben.

TIPP

Sie können die Mahlzeiten auch zeitlich miteinander tauschen. So eignet sich der Kartoffel-Apfel-Salat wunderbar zum Mitnehmen an den Arbeitsplatz.

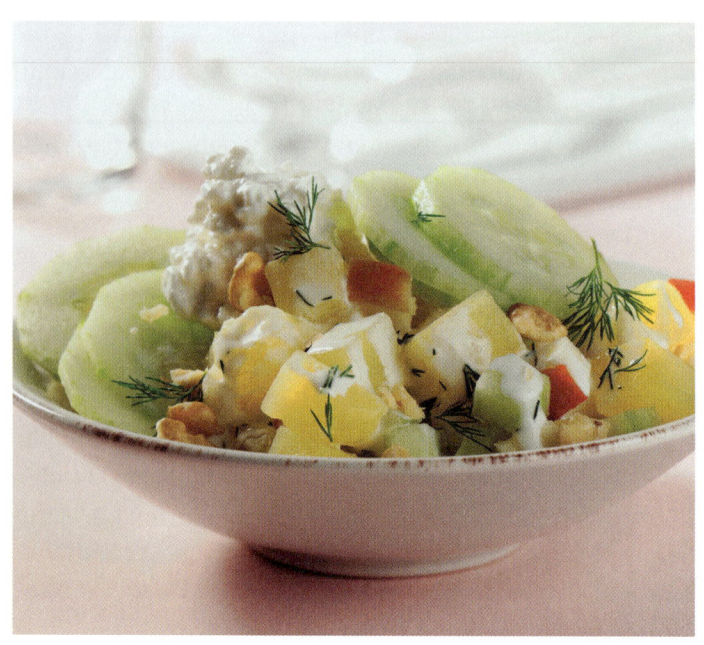

Kartoffel-Apfel-Salat mit Hüttenkäse

◆ Kohlenhydrate | Abendessen

400 g gekochte Pellkartoffeln (vom vorigen Rezept)
1 abgelagerter Apfel • 1 Salatgurke • Meersalz
1 Bund Dill • 2 EL saure Sahne • 150 g Joghurt
1 EL Obstessig • Pfeffer • 6 halbe Walnusskerne
200 g Hüttenkäse

1 Die abgekühlten Pellkartoffeln in kleine gleichmäßige Würfel schneiden.

2 Den Apfel waschen, vierteln, entkernen und fein würfeln. Die Gurke schälen, ein Viertel abschneiden, halbieren und die Kerne mit einem Löffel herausschaben. Das Fruchtfleisch in kleine Würfel schneiden. Die restliche Gurke in Scheiben schneiden, leicht salzen und anschließend beiseitelegen.

3 Kartoffeln, Äpfel und Gurken miteinander mischen. Dill waschen, trocknen und fein hacken.

4 Für das Dressing saure Sahne mit Joghurt, Obstessig, Pfeffer und Salz gut verrühren und unter den Kartoffelsalat mischen. Den Salat mit Dill und den halbierten Walnusskernen bestreuen. Mit Gurkenscheiben und Hüttenkäse servieren.

Mein Plan für heute:

Frühstück: Sprossenbrötchen
Vormittags: 1/4 l frisch gepresster Orangensaft
Mittagessen: Spanisches Rührei mit Tomaten
Nachmittags: Zimtjoghurt mit Nüssen
Abendessen: Überbackener Gemüse-Käse-Toast

Spanisches Rührei mit Tomaten
◆ Eiweiß | Mittagessen

150 g Austernpilze • 2 Knoblauchschlotten,
ersatzweise 1 kleines Bund Schnittlauch oder Bärlauch
4 große Eier • 2 EL Mineralwasser • Meersalz
2 TL Olivenöl • 200 g Krabben (küchenfertig)
4 Tomaten • Pfeffer

---

1 Die Austernpilze putzen und in Streifen schneiden. Die Knoblauchschlotten putzen und waschen. Das Grün in Röllchen, das Weiße in kleine Würfel schneiden. Die Eier mit dem Mineralwasser verquirlen und dann leicht salzen.

2 Das Öl in einer beschichteten Pfanne erhitzen. Pilzstreifen und Knoblauchschlotten darin unter Wenden anbraten. Die Krabben unterrühren, die verquirlten Eier darübergießen und bei schwacher Hitze stocken lassen.

3 Die Tomaten waschen, von den Stielansätzen befreien und in schmale Spalten schneiden. Mit Pfeffer und Salz würzen und mit dem Rührei servieren.

TIPP

Knoblauchschalotten sind insbesondere im Frühjahr in gut sortierten Gemüsegeschäften zu bekommen. Dabei handelt es sich um ganz frischen Knoblauch, der sich noch nicht in Zehen aufgeteilt hat und sehr mild schmeckt.

Überbackener Gemüse-Käse-Toast

◆ Kohlenhydrate | Abendessen

1 Zwiebel • 1 rote Paprikaschote • 1 TL Öl • Pfeffer Kräutersalz • 4 Scheiben Vollkorntoast à 50 g • 4 Scheiben Allgäuer Emmentaler • 2 gelbe Paprikaschoten

1 Die Zwiebel schälen und in dünne Ringe schneiden. Die rote Paprikaschote waschen, putzen, würfeln.

2 Das Öl in einer beschichteten Pfanne erhitzen. Zwiebelringe und Paprikawürfel darin bissfest dünsten. Mit Pfeffer und Kräutersalz würzen.

3 Die Brote toasten und die Zwiebel-Paprika-Mischung darauf verteilen. Mit dem Käse belegen und die Brote anschließend im Backofen oder unter dem Grill 7 bis 8 Minuten überbacken.

4 Die gelben Paprikaschoten waschen, putzen und in Streifen schneiden. Zu den Broten servieren.

TIPP

Bei entsprechender Planung können Sie Zeit sparen, wenn Sie einzelne Zutaten in der doppelten Menge kochen und so für die nächste Mahlzeit oder den nächsten Tag schon ein Teil fertig ist. Ob Rindfleisch oder Nudeln, Kartoffeln, Gemüse – im Kühlschrank aufbewahrt halten sich viele Nahrungsmittel ein paar Tage.

Nur für mich:

Wenn ich mich jeden Tag ein wenig bewege, fühle ich mich nicht nur wohler, sondern forme auch meine Figur und sorge für bewegliche Gelenke. Heute mache ich einen schönen Spaziergang und überlege, wie ich mehr Bewegung in meinen Alltag einbauen kann. Für welche Wege kann ich das Rad anstelle des Autos benutzen oder zu Fuß gehen? Wo kann ich Treppen steigen statt Aufzug zu fahren? Vielleicht steige ich in Zukunft eine Haltestelle früher aus dem Bus und gehe den Rest zu Fuß?

Mein Plan für heute:

Frühstück: Käsebrot mit Radieschen
Vormittags: Obst nach Saison
Mittagessen: Scharfer Bohneneintopf
Nachmittags: Kohlrabi mit Apfel und Greyerzer
Abendessen: Bohnensalat mit Currywürstchen

Scharfer Bohneneintopf

♦ Eiweiß | Mittagessen

*1200 g grüne Bohnen (die Hälfte davon für das
folgende Rezept) • 400 g reife Tomaten • 1 Zwiebel
1 TL Öl • 350 g Rinderhackfleisch • 350 ml Gemüsebrühe
2 EL Tomatenmark • Rosmarin • Thymian • Kräutersalz
1 TL Sambal Oelek • 1 EL Crème fraîche*

1 Die Bohnen waschen, putzen und in etwa 3 Zentimeter lange Stücke schneiden. Die Hälfte für den Bohnensalat (folgendes Rezept) beiseitelegen. Die Stielansätze der Tomaten entfernen, Tomaten überbrühen, häuten und grob würfeln.

2 Die Zwiebel schälen und grob hacken. Das Öl in einem Topf erhitzen und die Zwiebeln darin glasig dünsten. Das Hackfleisch zugeben und unter Rühren kräftig anbraten.

3 Bohnen und Tomaten zum Fleisch geben und mit der Brühe und dem Tomatenmark auffüllen. Den Eintopf mit Rosmarin, Thymian, Kräutersalz und Sambal Oelek würzen. Zugedeckt bei mittlerer Hitze etwa 18 Minuten köcheln lassen. Hin und wieder umrühren.

4 Zum Schluss die Crème fraîche unterrühren und den Bohneneintopf sofort servieren.

Bohnensalat mit Currywürstchen

◆ Eiweiß | Abendessen

*600 g grüne Bohnen (vom vorigen Rezept) • Meersalz
1 Zweig Bohnenkraut • 1 Zwiebel • 2 TL weißer
Balsamessig • 1 EL Öl • 3 EL saure Sahne • Pfeffer
4 Geflügelwürstchen • 4 EL Ketchup
Currypulver*

---

1 Die Bohnen in wenig leicht gesalzenem Wasser zusammen mit dem Bohnenkraut garen, dann die Bohnen herausnehmen und das Kochwasser zur Seite stellen. Die Bohnen kalt abschrecken und abkühlen lassen.

2 Für das Dressing die Zwiebel schälen und fein hacken. Essig, Öl, 5 Esslöffel Bohnenkochwasser, Zwiebeln und die saure Sahne mit dem Schneebesen verrühren und mit Salz und Pfeffer würzen. Die Salatsauce unter die Bohnen mischen.

3 Die Würstchen in siedendem Wasser 5 Minuten ziehen lassen und auf zwei Tellern anrichten. Mit Ketchup bestreichen und mit Curry bestäuben. Zusammen mit dem Bohnensalat servieren.

VITALSTOFFREICHE GRÜNE BOHNEN

Wenn es schnell gehen muss, können Sie auch zu tiefgekühlten Bohnen greifen und geschälte Tomaten aus der Dose verwenden. Insbesondere wenn das Gemüse gerade keine Saison hat, sind Tiefkühlprodukte bzw. Dosentomaten aromatischer als frische Ware.

Grüne Bohnen liefern reichlich Ballaststoffe, enthalten viel Vitamin B2 und B6 sowie größere Mengen an Kalzium, Kalium, Magnesium und Eisen. Diese Mineralstoffe sind am Stoffaustausch zwischen Blut und Zellen beteiligt und mitverantwortlich dafür, dass die Nährstoffe in die Zellen des Körpers gelangen.

Sechster Tag – Woche 1

Mein Plan für heute:

Frühstück: Obstteller mit Joghurt
Vormittags: 150 ml Buttermilch
Mittagessen: Schnelle Spaghetti mit Chicorée
Nachmittags: Apfelbrei
Abendessen: Tatarbrötchen mit Rettich

Schnelle Spaghetti
mit Chicorée

♦ Kohlenhydrate | Mittagessen

6–8 Knoblauchzehen • 1 Bund frischer oder
1 TL getrockneter Majoran • 3 ½ EL Olivenöl
Meersalz • 180 g Spaghetti • 3 Chicorée • Pfeffer
1 EL Obstessig • 6 EL Sahne • 1 TL Sambal Oelek
Kräutersalz

---

1 Den Knoblauch schälen und in dünne Scheibchen schneiden. Majoran waschen, trocknen und die Blättchen von den Stielen zupfen.

2 3 Esslöffel Öl in einer Pfanne erhitzen und den Knoblauch bei mittlerer Hitze glasig dünsten. In einem Topf leicht gesalzenes Wasser zum Kochen bringen. Die Spaghetti hineingeben und bissfest garen.

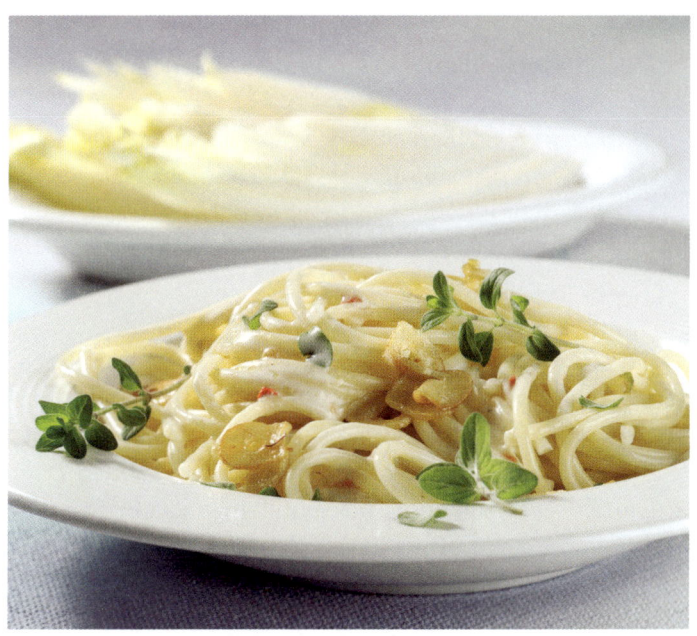

3 Chicorée waschen, der Länge nach vierteln und den Strunk keilförmig herausschneiden. Pfeffern, salzen, mit Essig und dem restlichen Öl beträufeln.

4 Die Spaghetti abgießen, abtropfen lassen und in eine Schüssel geben. Den gebratenen Knoblauch zusammen mit dem Öl aus der Pfanne, Sahne und Sambal Oelek unter die Nudeln mischen. Mit Kräutersalz würzen, mit Majoran bestreuen und mit dem Chicorée servieren.

Tatarbrötchen mit Rettich

◆ Kohlenhydrate | Abendessen

1 großer weißer Rettich • Meersalz • 1 kleine Zwiebel
1 kleine grüne Paprikaschote • 250 g Tatar • 1 Eigelb
1 TL Senf • Pfeffer • 1 TL Paprikapulver edelsüß
4 Vollkornbrötchen • 4 EL Butter

1 Den Rettich putzen, schälen und mit einem Spiralmesser aufschneiden oder mit einem Messer in dünne Scheiben schneiden. Anschließend salzen und ziehen lassen.

2 Die Zwiebel schälen und sehr fein hacken. Paprikaschote halbieren, putzen und waschen. Die eine Hälfte in sehr kleine Würfel und die andere Hälfte in feine Streifen schneiden.

3 Das Tatar mit Paprikawürfeln, Zwiebeln, Eigelb, Senf, Pfeffer, Salz und Paprikapulver vermischen.

4 Die Brötchen aufschneiden und die Hälften dünn mit Butter bestreichen. Das Hackfleisch darauf verteilen und mit den Paprikastreifen garnieren. Zusammen mit dem Rettich servieren.

Siebter Tag – Woche 1

Mein Plan für heute:

Frühstück: Haferflockenmüsli
Vormittags: Obst nach Saison
Mittagessen: Rahmgeschnetzeltes mit Chinakohl
Nachmittags: Bananeneis
Abendessen: Tomaten mit mariniertem Schafskäse

Rahmgeschnetzeltes mit Chinakohl

◆ Eiweiß | Mittagessen

*300 g Hähnchenbrust • 1 mittelgroßer Chinakohl
6 EL Mungobohnensprossen • 3 TL Öl
Pfeffer • Salz • 1 TL Paprikapulver edelsüß
¼ l Gemüsebrühe • 5 EL Sahne • 2 EL Ketchup
20 g Schmelzkäse*

---

1 Das Fleisch kurz abwaschen, mit Küchenpapier trocken tupfen, dann in schmale Streifen schneiden. Den Chinakohl putzen, waschen und in feine Streifen schneiden. Die Sprossen waschen, verlesen und in einem Sieb abtropfen lassen.

2 Die Hälfte des Öls in einer beschichteten Pfanne erhitzen und das Fleisch darin bei starker Hitze rundum braun anbraten. Mit Pfeffer, Salz und Paprikapulver würzen. Mit der Brühe ablöschen und bei schwacher Hitze 10 Minuten offen köcheln lassen.

3 Das restliche Öl in einer weiteren Pfanne oder in einem Wok erhitzen. Chinakohlstreifen und Sprossen darin kurz anbraten und salzen.

4 Sahne und Ketchup zum Fleisch geben und alles gut verrühren. Den Schmelzkäse zugeben und unter Rühren auflösen. Die Sauce leicht einkochen lassen, dann das Fleisch mit dem Gemüse servieren.

Tomaten mit mariniertem Schafskäse

◆ Neutral | Abendessen

2 EL Olivenöl • 1 TL Thymian • 1 TL Rosmarin 150 g Schafskäse • 4 Tomaten • 1 kleine Salatgurke • 3 EL Mais (Dose) • 2 Zweige Basilikum • Pfeffer • Salz • 10 schwarze Oliven

1 Das Öl mit Thymian und Rosmarin verrühren. Den Käse in kleine Würfel schneiden und mit dem gewürzten Öl vermischen.

2 Tomaten waschen, von den Stielansätzen befreien und in dünne Scheiben schneiden. Gurke schälen und das Fruchtfleisch in kleine Würfel schneiden. Mais abtropfen lassen. Basilikum waschen, trocken tupfen und die Blätt-chen von den Stielen zupfen.

3 Tomatenscheiben, Gurkenwürfel und Mais auf zwei Tellern anrichten. Mit Pfeffer und Salz würzen.

4 Den Salat mit dem marinierten Schafskäse, den Oliven und den Basilikumblättchen garnieren.

TOMATEN – GEHEIMWAFFE GEGEN ÜBER-GEWICHT UND STOFFWECHSELERKRANKUNGEN

Tomaten sind die reinsten Alleskönner: Sie sind sehr kalorien-arm, entwässern, wirken blutdrucksenkend, enthalten Anti-krebsstoffe und sind besonders bei Rheuma, Gicht und Ar-throse zu empfehlen.

Reife, rohe Tomaten zählen zur neutralen Kost. Durch einen chemischen Prozess verändert sich die Tomate beim Erhitzen, es entsteht Säure. Im gekochten Zustand zählt sie daher zu den Eiweißen.

Nur für mich:

Heute Abend nehme ich ein ausgiebiges Bad mit meinem Lieblingsbadeschaum. Danach kuschle ich mich in eine wei-che Decke, mache es mir auf dem Sofa gemütlich und lese ein schönes Buch.

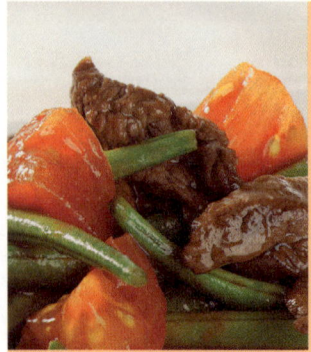

Woche 2

Wie geht es Ihnen nach der ersten Woche? War es schwierig, sich an meine Vorschläge zu halten, oder konnten Sie ihnen problemlos folgen? Vergessen Sie nicht, dass Sie die Rezepte nach Ihren eigenen Vorlieben und Möglichkeiten untereinander austauschen können – auch wochenübergreifend!

Trennkost am Arbeitsplatz

Gerade am Arbeitsplatz sollten Sie die gesunde Ernährung nicht vernachlässigen. Steigen Sie um vom schnellen Snack an der Imbissbude auf leckere, ebenso schnelle Trennkostmahlzeiten. Sie können in der Kantine oder im Restaurant die Trennkostregeln beachten, oder Sie holen sich Anregungen aus dem reichhaltigen Angebot der vier Wochenpläne.

■ Gönnen Sie sich zwischendurch vitaminreiche Snacks in Form von frischem Obst oder von Milchprodukten.

■ Als Eiweißmahlzeit essen Sie in der Mittagspause Fleisch, Fisch oder Eier mit Gemüse oder Salat.

■ Wenn Sie mehr Lust auf Kohlenhydrate haben, kombinieren Sie Kartoffeln, Reis, Nudeln oder Getreide mit reichlich Gemüse oder Salat.

■ Sind Sie Selbstversorger, sollten Sie am Abend zuvor die doppelte Menge einer Mahlzeit zubereiten, um die zweite Portion am nächsten Tag mit an den Arbeitsplatz zu nehmen.

■ Als Kleinigkeiten zum Mitnehmen eignen sich Frikadellen, kalter Braten, Roastbeef, Geflügelfleisch, gekochte Eier, Käse, Quark und Salate.

■ Auch die meisten Snackrezepte (siehe Seite 135) sind zum Mitnehmen für die Pause gut geeignet.

Wenn Sie auch beim Essen am Arbeitsplatz die Trennkostregeln beachten, werden zukünftig die gefürchteten Leistungstiefs nach den Mahlzeiten der Vergangenheit angehören.

Das Auge isst mit

Sie müssen am Schreibtisch essen? Dann aber bitte nicht nebenbei, während Sie tippen oder lesen, sondern machen Sie richtig Pause. Schieben Sie Akten und Ordner beiseite und richten Sie sich mit einer frischen Serviette einen angenehmen Essplatz ein. Gönnen Sie sich den kleinen Luxus eines netten Ambientes und benutzen Sie schönes Geschirr, statt aus der Plastikdose zu essen – das Auge isst ja bekanntlich mit.

Nehmen Sie sich Zeit für das Mittagessen, ignorieren Sie das Telefon, genießen Sie Ihre Mahlzeit in Ruhe und tanken Sie daraus Kraft und Energie.

Wochenplan 2

	Frühstück	Snack
Erster Tag	Obstfrühstück Eiweiß	Heidelbeerkefir Neutral
Zweiter Tag	Käsebrot Kohlenhydrate	Pro Person 150 ml Buttermilch Neutral
Dritter Tag	Vollkornknäckebrot mit Quark Kohlenhydrate	Pro Person 1 Banane Kohlenhydrate
Vierter Tag	Obstteller mit Joghurt Eiweiß	Pro Person 1 Zimt- joghurt mit Nüssen Neutral
Fünfter Tag	Apfelmüsli Kohlenhydrate	Roquefort mit Birne Eiweiß
Sechster Tag	Haferflockenmüsli Kohlenhydrate	Pro Person ¼ l frisch gepresster Orangensaft Eiweiß
Siebter Tag	Sprossenbrötchen Kohlenhydrate	Pro Person 150 ml Buttermilch Neutral

Mittagessen	Snack	Abendessen
Buntes Gemüse mit Bratwurst Eiweiß	Pro Person 1 Banane Kohlenhydrate	Pilz-Risotto Kohlenhydrate
Eier mit Kräutersauce auf Salat Eiweiß	Sauerkraut-Snack Eiweiß	Gemüsesuppe mit Kräuterflädle Kohlenhydrate
Grillhähnchen mit Eisbergsalat Eiweiß	Pro Person 1 Portion Studentenfutter Neutral	Matjes-Cocktail mit Schwarzbrot Kohlenhydrate
Schollenfilet mit Paprikagemüse Eiweiß	Pro Person 1 Tomate mit Basilikum Neutral	Pellkartoffeln mit Zwiebelquark und Salat Kohlenhydrate
Deftiger Salatteller Kohlenhydrate	Würzige Avocado Neutral	Brokkoli mit Ziegenkäse und Knobi-Baguette Kohlenhydrate
Gefüllte Frikadellen mit Tomaten-Salsa Eiweiß	Zimtorange mit Hüttenkäse Eiweiß	Lachsbrötchen mit Gurke Kohlenhydrate
Scharfes Rindfleisch aus dem Wok Eiweiß	Erdbeereis Eiweiß	Bohnensalat mit Spiegeleiern Eiweiß

Mein Plan für heute:

Frühstück: Obstfrühstück
Vormittags: Heidelbeerkefir
Mittagessen: Buntes Gemüse mit Bratwurst
Nachmittags: 1 Banane
Abendessen: Pilz-Risotto

Buntes Gemüse mit Bratwurst

◆ Eiweiß | Mittagessen

2 mittelgroße Zucchini • 1 große Paprikaschote
1 Zwiebel • 3 TL Öl • 4 Geflügelbratwürste

---

1 Zucchini waschen, putzen und in dünne Scheiben schneiden. Paprikaschote halbieren, putzen, waschen und klein würfeln. Zwiebel schälen und in Ringe schneiden.

2 Die Hälfte des Öls in einer Pfanne erhitzen. Die Zwiebelringe darin anbraten, das Gemüse zugeben und bei mittlerer Hitze unter gelegentlichem Umrühren 15 Minuten garen, bis es weich, aber noch bissfest ist.

3 Das restliche Öl in einer zweiten Pfanne erhitzen und die Würste darin von allen Seiten braun braten. Zusammen mit dem Gemüse servieren.

TIPP

Das Gemüse können Sie auch kalt essen, daher eignet es sich gut zum Mitnehmen an den Arbeitsplatz. Statt der Bratwürste passen auch kalte Frikadellen dazu.

Sie können das Gemüse auch zu einer Scheibe Brot essen, dies ist dann allerdings eine Kohlenhydratemahlzeit.

Pilz-Risotto

◆ Kohlenhydrate | Abendessen

120 g parboiled Vollkornreis • Meersalz
200 g Austernpilze • 1 kleiner, abgelagerter Apfel
1 Zwiebel • 1 Bund glatte Petersilie • 2 TL Butter
0,1 g Safranpulver oder ¼ TL Kurkuma
Worcestersauce • 1 Salatgurke

1 Den Reis in einen Topf geben, mit leicht gesalzenem Wasser bedecken, einmal aufkochen lassen und zugedeckt bei schwacher Hitze 10 bis 12 Minuten garen.

2 Die Pilze putzen und in schmale Streifen schneiden. Den Apfel schälen und fein würfeln. Die Zwiebel schälen und in Ringe schneiden. Die Petersilie waschen, trocknen und fein hacken.

3 Die Butter in einer beschichteten Pfanne erhitzen. Apfelstücke und Zwiebelringe darin andünsten, Pilze zufügen und unter Wenden braten. Den abgetropften Reis zusammen mit dem Safran unterrühren. Mit Salz und einigen Spritzern Worcestersauce würzen und mit der Petersilie bestreuen.

4 Die Gurke schälen, in Scheiben schneiden und leicht salzen. Mit dem Pilz-Risotto servieren.

DER SCHNELLE REIS

Für eilige Köche, die nicht auf Vollkornreis verzichten möchten, gibt es parboiled Vollkornreis. Dieser wird mit Heißdampf vorgegart, wobei die wertvollen Inhaltsstoffe durch ein bestimmtes Verfahren von den Randpartien in den Reiskern verlagert werden. Er ist bereits in etwa 10 Minuten gar und daher eine gute Alternative zum herkömmlichen Vollkornreis.

Nur für mich:

Auch wenn das Wetter heute schlecht ist, gehe ich raus: Ich ziehe mich entsprechend an, mache einen ausgiebigen Spaziergang und genieße die frische Luft.

Zweiter Tag – Woche 2

Mein Plan für heute:

Frühstück: Käsebrot
Vormittags: 150 ml Buttermilch
Mittagessen: Eier mit Kräutersauce auf Salat
Nachmittags: Sauerkraut-Snack
Abendessen: Gemüsesuppe mit Kräuterflädle

Eier mit Kräutersauce auf Salat

◆ Eiweiß | Mittagessen

4 Eier • je einige Zweige Petersilie, Dill,
Schnittlauch, Borretsch und Sauerampfer
250 g Quark (20 % Fett) • 150 g Joghurt
1 TL Senf • 1 EL weißer Balsamessig
Kräutersalz • 1 Romana-Salat
1 TL Paprikapulver, edelsüß

---

1 Die Eier hart kochen, mit kaltem Wasser abschrecken und schälen. Die Kräuter waschen, verlesen und mit dem Wiegemesser sehr fein hacken.

2 Quark mit Joghurt, Senf, Essig und Kräutersalz glatt rühren. Zwei der gekochten Eier in kleine Würfel schneiden, zur Sauce geben und gut mischen. Die restlichen Eier halbieren.

3 Den Salat putzen, waschen, in schmale Streifen schneiden und auf zwei Tellern anrichten. Die Eiersauce gleichmäßig darauf verteilen und mit den Eihälften garnieren. Alles mit dem Paprikapulver bestäuben und servieren.

TIPP

Statt frischer Kräuter können Sie auch tiefgekühlte verwenden. Es gibt TK-Kräutermischungen, die Petersilie, Dill, Schnittlauch, Borretsch und Sauerampfer enthalten.

Gemüsesuppe mit Kräuterflädle

◆ Kohlenhydrate | Abendessen

100 g feines Dinkelvollkornmehl • 1 TL Weinstein-Backpulver • 195 ml Kefir • 1 Eigelb Meersalz • einige Zweige Petersilie, Kerbel und Schnittlauch • 2 EL Öl • 1 Bund Suppengrün 1 EL Butter • 600 ml Gemüsebrühe • Pfeffer

1 Für die Kräuterflädle das Mehl mit dem Backpulver mischen. Mit dem Kefir, 4 Esslöffeln Wasser, Eigelb und Salz zu einem glatten Teig verrühren. Die Kräuter waschen, verlesen, fein hacken und unter den Teig heben.

2 Das Öl in einer beschichteten Pfanne erhitzen. Jeweils die Hälfte des Teiges in die Pfanne geben und bei mittlerer Hitze von jeder Seite 1 bis 2 Minuten backen. Die Pfannkuchen anschließend in kleine Streifen schneiden.

3 Das Suppengrün putzen, waschen und in kleine Würfel schneiden. Die Butter in einem Topf schmelzen und die Gemüsewürfel darin unter Rühren einige Minuten schmoren. Mit der Brühe auffüllen und die Suppe etwa 15 Minuten köcheln lassen.

4 Die Suppe pfeffern und salzen, die Flädle hineingeben, kurz noch einmal erhitzen und dann servieren.

Nur für mich:

Was ich denke, beeinflusst mein Lebensgefühl, und das kann ich mir zunutze machen: Ich überlege mir einen positiven Gedanken, der für mich stimmt, beispielsweise »Ich fühle mich ruhig«, »Ich mag mich so, wie ich bin« oder »Ich kann erreichen, was ich mir vorgenommen habe«. Dann setze ich mich in Ruhe hin, atme dreimal tief ein und aus und entspanne mich. Nun spreche ich den Satz mindestens 5 Minuten lang laut aus. Wenn die Gedanken abschweifen, hole ich sie einfach zurück und mache in Ruhe weiter. Dies mache ich ab heute jeden Tag – mit der Zeit durchdringen die Worte das Bewusstsein.

Mein Plan für heute:

Frühstück: Vollkornknäckebrot mit Quark
Vormittags: 1 Banane
Mittagessen: Grillhähnchen mit Eisbergsalat
Nachmittags: 1 Portion Studentenfutter
Abendessen: Matjes-Cocktail mit Schwarzbrot

Grillhähnchen mit Eisbergsalat

◆ Eiweiß | Mittagessen

4 EL Öl • 1 TL Meersalz • 1–2 TL Paprikapulver
edelsüß • je 1 TL getrockneter Thymian und Rosmarin
1 Hähnchen • 1 Eisbergsalat • 1 kleine Zwiebel
1 kleines Bund Kräuter (z. B. Schnittlauch, Petersilie,
Zitronenmelisse) • 1 EL weißer Balsamessig
Pfeffer • Kräutersalz

---

1 Den Backofen auf 180 °C vorheizen. Für die Marinade 3 Esslöffel Öl mit Thymian, Rosmarin und dem gehackten Bund Kräuter verrühren.

2 Das Hähnchen kalt abspülen, trocken tupfen und mit dem gewürzten Öl bestreichen. Auf ein Backblech legen und im vorgeheizten Backofen etwa 45 bis 50 Minuten braten.

3 Den Salat putzen, waschen und in mundgerechte Stücke zerpflücken. Die Zwiebel schälen und in kleine Würfel schneiden. Die Kräuter verlesen und fein hacken.

4 Essig und das restliche Öl mit 5 Esslöffeln Wasser zu einer Sauce verrühren. Pfeffern, salzen, Zwiebel und Kräuter unterrühren und den Salat mit dem Dressing übergießen. Mit dem Grillhähnchen servieren.

TIPP

Welches Kräutersalz Sie verwenden, ist Geschmackssache, aber achten Sie darauf, dass es kein Glutamat enthält.

Matjes-Cocktail mit Schwarzbrot
◆ Kohlenhydrate | Abendessen

1 kleiner, abgelagerter Apfel • 4 Matjesfilets
1 kleine Salatgurke • Meersalz • 1 Bund Dill
6 Kirschtomaten • 6 EL saure Sahne • 200 g Joghurt
1 EL Rosinen • 2 Scheiben Schwarzbrot

1 Den Apfel waschen, vierteln, entkernen und fein würfeln. Die Matjesfilets in breite Streifen schneiden.

2 Die Gurke schälen, ein Drittel davon in dünne Scheiben hobeln, den Rest in dickere Scheiben schneiden, beides fein salzen und kurze Zeit ziehen lassen. Den Dill waschen und fein hacken. Die Tomaten waschen, abtrocknen und halbieren.

3 Für die Marinade die saure Sahne mit Joghurt und Dill verrühren. Die dünnen Gurkenscheiben ausdrücken, zusammen mit Apfel, Matjes und Rosinen in die Marinade geben und alles gut mischen.

4 Den Matjes-Cocktail auf eine Platte geben. Mit den restlichen Gurkenscheiben und den Tomaten garnieren und mit dem Schwarzbrot servieren.

TIPP

Matjes sind besonders milde Salzheringe, die nach einer bestimmten Methode konserviert werden. Saison für frische Matjes ist Juni, vor der Fortpflanzungszeit: Dann haben die Heringe einen relativ hohen Fettgehalt, und Rogen oder Milch sind noch nicht ausgebildet. Tiefgefrorene Ware ist das ganze Jahr über erhältlich.

Nur für mich:

Heute stelle ich meine Duftlampe auf und lasse ein feines Öl verdampfen. Die Wahl des Öls hängt vom persönlichen Geschmack und aktuellen Bedürfnis ab. So wirken Lemongras, Bergamotte und Minze anregend, Lavendel, Neroli und Sandelholz beruhigen, Rosmarin, Eisenkraut und Ysop fördern die Konzentration.

Mein Plan für heute:

Frühstück: Obstteller mit Joghurt
Vormittags: 1 Zimtjoghurt mit Nüssen
Mittagessen: Schollenfilet mit Paprikagemüse
Nachmittags: 1 Fleischtomate mit Basilikum
Abendessen: Pellkartoffeln mit Zwiebelquark
                und Salat

Schollenfilet mit Paprikagemüse

◆ Eiweiß | Mittagessen

3 rote Paprikaschoten • 1 Zwiebel • 1 EL Öl • Meersalz
400 g Schollenfilets • 2 EL Zitronensaft • Pfeffer
1 EL Butter • 1/8 l frisch gepresster Orangensaft
4 EL Sahne • 1 Msp. Kardamom

---

1 Die Paprikaschoten halbieren, putzen, waschen und in Streifen schneiden. Die Zwiebel schälen und würfeln. Das Öl in einer Pfanne erhitzen und die Zwiebeln darin goldgelb braten. Paprika zufügen, leicht salzen und unter gelegentlichem Umrühren bei geringer Hitze dünsten.

2 Den Fisch waschen und mit Küchenpapier trocken tupfen. Die Filets mit dem Zitronensaft beträufeln und mit Pfeffer und Salz würzen.

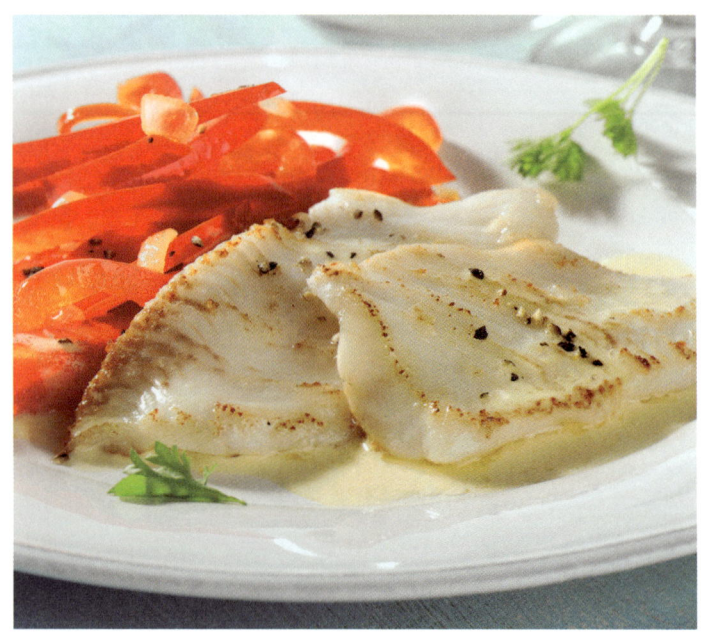

3 In einer zweiten Pfanne die Butter nicht zu stark erhitzen. Die Fischfilets darin bei mittlerer Hitze von beiden Seiten je 5 bis 6 Minuten braten. Orangensaft, Sahne und Kardamom einrühren, kurz aufkochen lassen und mit dem Paprikagemüse servieren.

Pellkartoffeln mit Zwiebelquark und Salat

◆ Kohlenhydrate | Abendessen

800 g kleine Kartoffeln (die Hälfte davon für
den nächsten Tag) • 1 TL Kümmel
1 Zwiebel • 1 Bund Schnittlauch
150 g Joghurt • 250 g Quark • Meersalz
1 TL Paprikapulver, edelsüß • 1 Kopfsalat
1 EL Obstessig • 1 EL Öl • Pfeffer

---

1 Die Kartoffeln gründlich waschen. Zusammen mit dem Kümmel in einen Topf geben, knapp mit Wasser bedecken und ca. 25 Minuten garen.

2 Die Zwiebel schälen und fein würfeln. Den Schnittlauch waschen, trocknen und in Röllchen schneiden. Joghurt mit Quark verrühren und leicht salzen. Zwiebeln und Schnittlauch unterrühren und den Quark mit Paprikapulver bestäuben.

3 Den Salat putzen, waschen und in mundgerechte Stücke zupfen. Essig mit Öl und 6 Esslöffeln Wasser verrühren. Pfeffern, salzen und den Salat damit übergießen.

4 Eine Hälfte der heißen Pellkartoffeln pellen, die andere für den nächsten Tag beiseitelegen. Pellkartoffeln mit dem Quark und dem Salat servieren.

Mein Plan für heute:

Frühstück: Apfelmüsli
Vormittags: Roquefort mit Birne
Mittagessen: Deftiger Salatteller
Nachmittags: Würzige Avocado
Abendessen: Brokkoli mit Ziegenkäse und
                    Knobi-Baguette

Deftiger Salatteller

◆ Kohlenhydrate | Mittagessen

400 g Pellkartoffeln (vom Vortag)
1 kleine Zwiebel • 150 ml Gemüsebrühe
Pfeffer • 3 TL Obstessig • 1 EL Speisestärke
1 kleiner Eisbergsalat • 1 kleiner Bund
Rucola • 2 Tomaten • 1 kleine Salatgurke
1 Bund Radieschen • 4 EL Mais (Dose) • 2 EL saure
Sahne • Kräutersalz • 60 g Allgäuer Emmentaler
50 g Rindersalami

1 Die Kartoffeln pellen und in dünne Scheiben schneiden. Die Zwiebel schälen und sehr fein würfeln. Für die Sauce die Gemüsebrühe mit Pfeffer und 1 Teelöffel Essig erhitzen. Die Speisestärke in ein wenig kaltem Wasser auflösen, in die Brühe rühren und kurz aufkochen lassen. Die Kartoffeln mit den Zwiebeln und der Sauce mischen.

2 Eisbergsalat und Rucola putzen, waschen und in mundgerechte Stücke schneiden. Die Tomaten waschen und grob würfeln. Die Gurke schälen und klein würfeln. Die Radieschen putzen und in Scheiben schneiden.

3 Eisbergsalat, Rucola, Tomaten, Gurken, Radieschen und Mais in einer Schüssel mischen. Für das Dressing den restlichen Essig mit 6 Esslöffeln Wasser, Sahne, Pfeffer und Salz verrühren. Salat mit dem Dressing beträufeln und zusammen mit dem Kartoffelsalat auf zwei Tellern anrichten. Den Käse und die Salami in kleine Würfel schneiden und auf den Salaten verteilen.

Brokkoli mit Ziegenkäse und Knobi-Baguette

◆ Kohlenhydrate | Abendessen

600 g Brokkoli • Meersalz • 2–3 Knoblauchzehen
4 EL weiche Butter • 1 kleines Vollkornbaguette
150 g Ziegenfrischkäse

---

1 Den Brokkoli waschen, putzen und in kleine Röschen teilen. Die Stiele schälen und in kleine Stücke schneiden. Beides in siedendem, leicht gesalzenem Wasser 10 bis 12 Minuten bissfest garen, herausnehmen und abtropfen lassen. Das Gemüsewasser beiseitestellen.

2 Den Knoblauch schälen und pressen. Die Butter mit einer Gabel zerdrücken und mit Knoblauch und Salz vermischen. Das Baguette halbieren, quer aufschneiden und mit der Knoblauchbutter bestreichen. Unter dem Grill 8 bis 10 Minuten rösten.

3 Das Gemüse mit dem Ziegenfrischkäse und dem Knobi-Baguette servieren.

BROKKOLI – IDEAL ZUM ABNEHMEN

Brokkoli ist nicht nur ein idealer Schlankmacher, sondern das schöne grüne Gemüse liefert uns neben vielen B-Vitaminen rund fünfmal so viel Kalzium wie sein weißer Bruder, der Blumenkohl. Auch der Eisengehalt, das Vitamin C, Kalium und Selen sind beachtlich. Darum sollten Sie das Gemüsewasser nicht wegschütten, sondern anderweitig verwenden, zum Beispiel für eine leichte Suppe oder als Gemüsetrunk.
Frischer Brokkoli sollte immer kräftig grün oder leicht bläulich sein – wenn er gelbe Stellen aufweist, ist er alt. Greifen Sie dann lieber zu Tiefkühlkost.

Sechster Tag – Woche 2

Mein Plan für heute:

Frühstück: Haferflockenmüsli
Vormittags: 1/4 l frisch gepresster
              Orangensaft
Mittagessen: Gefüllte Frikadellen mit
              Tomaten-Salsa
Nachmittags: Zimtorange mit Hüttenkäse
Abendessen: Lachsbrötchen mit Gurke

Gefüllte Frikadellen mit Tomaten-Salsa

◆ Eiweiß | Mittagessen

2 Zwiebeln • 1 Möhre • 50 g Feta
300 g Rinderhackfleisch • 1 Eigelb • Pfeffer
Meersalz • 1 TL getrockneter Thymian
1 EL Öl • 400 g reife Tomaten
2 Knoblauchzehen • 1 grüne Paprikaschote
2 EL Zitronensaft • 1 TL abgeriebene,
unbehandelte Zitronenschale
1 Msp. Chili

———————————

1 Eine Zwiebel schälen und fein hacken. Die Möhre schälen und fein raspeln. Den Käse in vier gleich große Würfel schneiden.

2 Das Hackfleisch in eine Schüssel geben und sorgfältig mit Zwiebeln, Möhren, Eigelb, Pfeffer, Salz und Thymian mischen. Aus dem Fleischteig vier Frikadellen formen und jeweils einen Käsewürfel in die Mitte geben.

3 Das Öl in einer beschichteten Pfanne erhitzen und die Frikadellen darin bei mittlerer Hitze von beiden Seiten etwa 8 bis 10 Minuten braten, bis sie knusprig braun sind.

4 Für die Salsa die Stielansätze der Tomaten entfernen, Tomaten überbrühen, häuten und grob würfeln. Die zweite Zwiebel und den Knoblauch schälen und beides sehr fein würfeln. Die Paprikaschote halbieren, putzen, waschen und in sehr kleine Würfel schneiden.

5 Alle Zutaten in einer Schüssel vermischen. Zitronensaft und -schale unterrühren und alles mit Pfeffer, Salz und Chilipulver würzen. Zusammen mit den Frikadellen servieren.

Lachsbrötchen mit Gurke

1 Schmorgurke (ersatzweise Salatgurke)
1 Bund Dill • 1 EL Butter • 150 g Frischkäse
Pfeffer • Salz • 125 g Joghurt
2 TL Meerrettich (Glas) • 1 kleine rote
Zwiebel • 100 g Räucherlachs
2 Vollkornbrötchen

---

1 Die Gurke schälen, der Länge nach vierteln, entkernen und in kleine Würfel schneiden. Den Dill waschen und fein hacken.

2 Die Butter in einer Pfanne erhitzen und die Gurkenwürfel darin 5 bis 8 Minuten braten. Einen Esslöffel Frischkäse unterrühren, mit Pfeffer und Salz würzen und mit dem gehackten Dill bestreuen.

3 Den restlichen Frischkäse mit Joghurt und Meerrettich cremig verrühren. Die Zwiebel schälen und fein würfeln. Den Lachs in feine Streifen schneiden. Alles in eine Schale geben und miteinander mischen.

4 Die Brötchen aufschneiden und toasten. Mit der Lachscreme bestreichen und mit der Gurke servieren.

TIPP

Schmorgurken enthalten sehr große Kerne, daher müssen sie entkernt werden. Bei Salatgurken ist das nicht unbedingt notwendig – das Gericht wird aber weniger wässrig, wenn Sie die Kerne entfernen.

Nur für mich:

Zeit für eine Reise – in der Fantasie! Ich nehme mir ein paar Minuten Zeit, mache es mir gemütlich, schließe die Augen und begebe mich in Gedanken an einen Ort, den ich liebe. Ich male mir alles genau aus: den Strand mit den plätschernden Wellen oder die von Vogelzwitschern erfüllte Lichtung im Wald oder meine Lieblingsbank im Garten … Ich genieße meinen Aufenthalt an diesem Ort und nehme das positive Gefühl mit in den Alltag.

Mein Plan für heute:

Frühstück: Sprossenbrötchen
Vormittags: 150 ml Buttermilch
Mittagessen: Scharfes Rindfleisch aus dem Wok
Nachmittags: Erdbeereis
Abendessen: Bohnensalat mit Spiegeleiern

Scharfes Rindfleisch aus dem Wok

◆ Eiweiß | Mittagessen

*300 g Rindsroulade • 1 kleine rote Chilischote
(ersatzweise Sambal Oelek) • 6 EL Rotwein
2 EL Sojasauce • 1 EL Tomatenmark
1 TL Zitronensaft • Meersalz
1 kg grüne Bohnen (die Hälfte davon für das
folgende Rezept) • 4 reife Tomaten
1 EL Öl • 1 TL rote Currypaste*

---

1 Das Fleisch in kleine Streifen schneiden. Die Chili-schote waschen, halbieren, sorgfältig entkernen und in sehr feine Streifen schneiden.

2 Für die Marinade den Rotwein mit Chili, Sojasauce, Tomatenmark, Zitronensaft und Salz verrühren. Das Fleisch zufügen und kurze Zeit ziehen lassen.

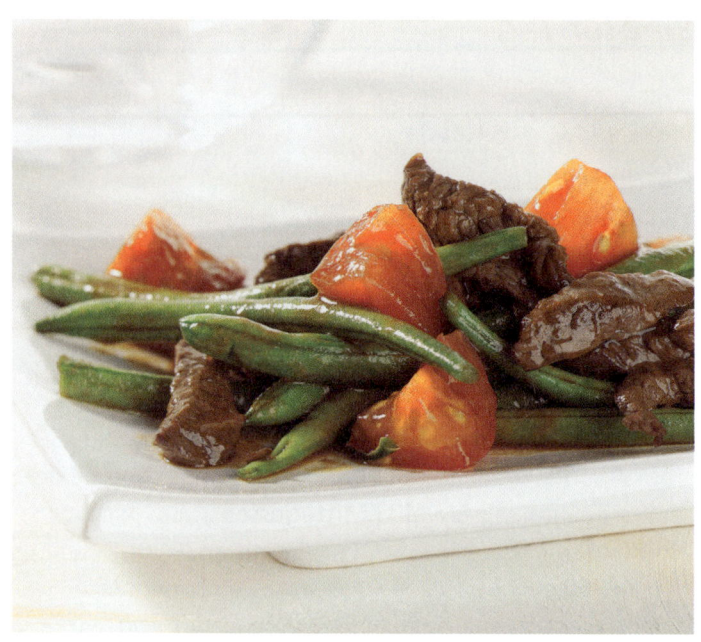

3 Die Bohnen waschen, putzen und in etwa 3 Zentimeter lange Stücke schneiden. Salzwasser zum Kochen bringen, darin die Bohnen in 12 Minuten bissfest garen. Die Hälfte der gegarten Bohnen für die nächste Mahlzeit zur Seite stellen. Die Stielansätze der Tomaten entfernen, Tomaten überbrühen, häuten und grob würfeln.

4 Das Öl im Wok erhitzen. Das Fleisch aus der Marinade nehmen, abtropfen lassen und unter Rühren bei starker Hitze 3 Minuten braten. Bohnen und Tomaten zugeben, weitere 2 bis 3 Minuten unter Rühren braten. Die Marinade zugießen und alles mit Currypaste und Salz würzen.

Bohnensalat mit Spiegeleiern

◆ Eiweiß | Abendessen

*100 g Brokkoli • 1 Bund Petersilie • 150 g Joghurt
5 EL saure Sahne • Kräutersalz • 2 Tomaten
500 g gegarte grüne Bohnen (vom vorigen Rezept)
1 TL Öl • 4 Eier • Pfeffer • Meersalz*

---

1 Den Brokkoli waschen, putzen und in kleine Röschen teilen. Die Petersilie waschen, trocknen, die Blättchen von den Stielen zupfen, vorher einige Zweige beiseitelegen. Brokkoli und Petersilienblättchen mit Joghurt, saurer Sahne und Kräutersalz im Mixer fein pürieren. Bei Bedarf mit 2 Esslöffeln Milch oder Wasser verdünnen.

2 Die Tomaten waschen, von den Stielansätzen befreien und in kleine Würfel schneiden. Mit den gegarten Bohnen mischen und auf einer Platte anrichten. Die Sauce über das Gemüse geben und mit den frischen Petersilienzweigen garnieren.

3 Das Öl in einer beschichteten Pfanne erhitzen, die Eier aufschlagen und braten. Mit Pfeffer und Salz leicht würzen und mit dem Bohnensalat servieren.

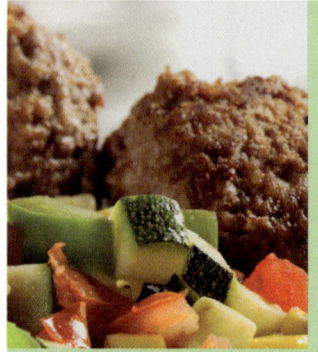

Woche 3

Halbzeit! Die ersten Erfolge sind sichtbar und motivieren zum Weitermachen. Inzwischen haben Sie sicher feststellen können: Nicht weniger, sondern anders essen führt zum gewünschten Resultat. In der nächsten Etappe geht es mit viel Genuss und Abwechslung weiter.

Trennkost für alle

Dass die Trennkost immer mehr Fans findet, liegt am einfachen Konzept dieser Ernährungsform. Es gibt keinen festgelegten Speiseplan, der vorschreibt, was zu essen ist, jeder kann seine Speisen selbst wählen. So kommt der Vegetarier ebenso zu seinem Recht wie der Fleisch- oder Fischesser. Zudem sind die Portionen großzügig bemessen, sodass jeder satt wird und erst gar kein Heißhunger aufkommt, der dazu verführt, ihn auf die Schnelle mit ungesunden Snacks zu bekämpfen. Praktisch ist außerdem, dass die ganze Familie mitessen kann. Wer nicht nach den Vorschlägen der Trennkost essen möchte, ergänzt seine Mahlzeiten einfach mit entsprechenden Beilagen. Alle

Trennkostrezepte können beliebig abgewandelt werden – im Kombiplan auf den Seite 19 bis 25 haben Sie einen Überblick, welche Nahrungsmittel Sie miteinander kombinieren können.

Trinken – oft wichtiger als essen

Trinken ist ein wichtiger Aspekt einer gesunden Ernährung. Ideal ist Wasser – wenn die Qualität gut ist, genügt schlichtes Leitungswasser –, davon sollten Sie täglich 1 ½ bis 2 Liter trinken. Unser Körper scheidet ununterbrochen unterschiedlich große Mengen an Flüssigkeiten aus, und diese Verluste müssen immer wieder ausgeglichen werden, um die Körperfunktionen aufrechtzuerhalten. Daher muss man im Sommer oder beim Sport – wenn man viel schwitzt – noch mehr trinken, um den erhöhten Wasserverlust auszugleichen.

Wenn Sie zwischendurch Hunger haben, sollten Sie erst einmal ein Glas Wasser trinken. Manchmal genügt das schon, und der vermeintliche Hunger verschwindet – denn Hunger fühlt sich oft ähnlich an wie Durst.

Ideale Durstlöscher sind Wasser, verdünnte Obstsäfte, Kräuter- und Früchtetees. Allerdings haben Kräutertees eine arzneiliche Wirkung, daher sollte man nicht länger als drei oder vier Wochen hintereinander die gleiche Sorte trinken. Alkoholische Getränke sowie süße Limonaden und Milch sind nicht dazu geeignet, den Flüssigkeitsbedarf zu decken. Milch zählt sogar als vollständige Mahlzeit, und Alkohol sowie Limonaden haben reichlich Kalorien, die überdies den Insulinspiegel in die Höhe treiben und zusätzlich Appetit machen. Diese Getränke sollten Sie in Maßen genießen.

Wochenplan 3

	Frühstück	**Snack**
Erster Tag	Haferflockenmüsli Kohlenhydrate	Pro Person 150 ml Buttermilch Neutral
Zweiter Tag	Käsebrot Kohlenhydrate	Sauerkraut-Snack Eiweiß
Dritter Tag	Apfelmüsli Kohlenhydrate	Pro Person 1 Grapefruit Eiweiß
Vierter Tag	Obstteller mit Joghurt Eiweiß	Pro Person 150 ml Buttermilch Neutral
Fünfter Tag	Honigbrot Kohlenhydrate	Pro Person 1 Zimt- joghurt mit Nüssen Neutral
Sechster Tag	Sprossenbrötchen Kohlenhydrate	Pro Person 1 Apfel Kohlenhydrate
Siebter Tag	Haferflockenmüsli Kohlenhydrate	Pro Person Heidelbeerkefir Neutral

Mittagessen	Snack	Abendessen
Gelbe Paprikasuppe mit Fisch Eiweiß	Heidelbeerkefir Neutral	Apfelreis Kohlenhydrate
Rahmschnitzel mit gebratenen Salatherzen Eiweiß	Pro Person 1 Banane Kohlenhydrate	Kokos-Plinsen mit Zimtquark Kohlenhydrate
Hackbällchen mit pikantem Gemüsesalat Eiweiß	Pro Person 1 Portion Studentenfutter Neutral	Nudeln mit Pilzgemüse und Feldsalat Kohlenhydrate
Vegetarische Paella Kohlenhydrate	Kohlrabi mit Apfel und Greyerzer Eiweiß	Schinkenomelett mit Kopfsalat Eiweiß
Schinkenbrötchen »Vital« Kohlenhydrate	Pro Person 1 Banane Kohlenhydrate	Minestrone Eiweiß
Fischpfanne mit Fenchelgemüse Eiweiß	Zimtorange mit Hüttenkäse Eiweiß	Tagliatelle mit Tomatenpesto Kohlenhydrate
Kalbskoteletts mit Erbsen und Möhren Eiweiß	Apfelbrei Kohlenhydrate	Fleischsalat Eiweiß

Mein Plan für heute:

Frühstück: Haferflockenmüsli
Vormittags: 150 ml Buttermilch
Mittagessen: Gelbe Paprikasuppe mit Fisch
Nachmittags: Heidelbeerkefir
Abendessen: Apfelreis

Gelbe Paprikasuppe mit Fisch

◆ Eiweiß | Mittagessen

3 gelbe Paprikaschoten • 1 Zwiebel
1 EL Öl • 600 ml Gemüsebrühe • 5 EL Sahne
Meersalz • 1 Msp. Cayennepfeffer
1 EL abgeriebene, unbehandelte
Limettenschale • 300 g Schollenfilets
1/2 Bund glatte Petersilie

---

1 Die gelben Paprikaschoten waschen, halbieren, entkernen und in kleine würfelförmige Stücke schneiden. Die Zwiebel schälen und würfeln. Das Öl in einem Topf erhitzen, Paprika- und Zwiebelwürfel darin unter Rühren anbraten.

2 Die Brühe zugießen und die Suppe zugedeckt 12 bis 15 Minuten köcheln lassen, bis Paprika und Zwiebeln weich sind. Dann die Suppe pürieren und die Sahne unterrühren. Mit dem Salz, Cayennepfeffer und der Limettenschale würzen.

3 Den Fisch kurz waschen, mit Küchenpapier trocken tupfen und in mundgerechte Stücke schneiden. Anschließend die Fischstücke in die Suppe geben und 10 Minuten bei schwacher Hitze garen lassen. Während der Fisch gart, die Petersilie hacken und vor dem Servieren auf die Suppe streuen.

Apfelreis

◆ Kohlenhydrate | Abendessen

150 g Rundkorn-Naturreis • 4 EL Rosinen
2 EL Mandelblättchen • 2 abgelagerte Äpfel
1 EL Butter • Meersalz • 1 Msp. Kardamom
1 EL abgeriebene, unbehandelte
Limettenschale • 2 TL Zimt

---

1 Den Reis in einen Topf geben, mit Wasser bedecken, einmal aufkochen lassen und zugedeckt bei schwacher Hitze 20 Minuten garen lassen. Anschließend die Kochplatte ausschalten und den Reis weitere 20 Minuten quellen lassen.

2 Rosinen mit kochendem Wasser überbrühen und kurze Zeit ziehen lassen. Die Mandelblättchen ohne Fett in einer Pfanne goldgelb rösten.

3 Die Äpfel waschen, vierteln, schälen, vom Kerngehäuse befreien und in dünne Spalten schneiden. Die Butter in einer Pfanne schmelzen und die Apfelstücke darin unter Wenden braten. Den Reis untermischen, mit Salz und Kardamom würzen.

4 Die abgetropften Rosinen zusammen mit der Limettenschale unter den Reis mischen. Mit Zimt und Mandelblättchen bestreuen.

VIELSEITIGER REIS UND GESUNDE ÄPFEL

Reis ist grundsätzlich gut zu kombinieren: mit Gemüse, Salaten, Pilzen, Fisch und Fleisch, mit Käse aus der neutralen Gruppe, mit Butter, Sahne, Bananen, Trockenobst und mit abgelagerten, mürben Äpfeln.

Frische Äpfel sollte man jedoch nicht zusammen mit Reis verwenden, da diese noch viel Fruchtsäure enthalten und darum zur Eiweißverdauung zählen. Der abgelagerte, etwas runzelig gewordene Apfel (die Sorte spielt keine Rolle) hat diese Fruchtsäure bereits verloren und stattdessen vermehrt Kohlenhydrate gebildet.

Zweiter Tag – Woche 3

Mein Plan für heute:

Frühstück: Käsebrot
Vormittags: Sauerkraut-Snack
Mittagessen: Rahmschnitzel mit gebratenen Salatherzen
Nachmittags: 1 Banane
Abendessen: Kokos-Plinsen mit Zimtquark

Rahmschnitzel mit gebratenen Salatherzen

◆ Eiweiß | Mittagessen

2 Putenschnitzel à 180 g • Pfeffer
Salz • 1 EL Öl • 6 EL Sahne
1 EL grüne Pfefferkörner
4 Salatherzen • 1 EL Butter

1 Die Schnitzel kalt waschen, mit Küchenpapier trocken tupfen und mit Pfeffer und Salz würzen. Das Öl in einer beschichteten Pfanne erhitzen. Das Fleisch darin von jeder Seite etwa 4 Minuten braten.

2 Sahne und 6 Esslöffel Wasser angießen, kurz aufkochen lassen und die Pfefferkörner zugeben.

3 Die Salatherzen von den äußeren Blättern befreien, dann halbieren, waschen und trocknen, mit Pfeffer und

Salz würzen. Die Butter in einer weiteren Pfanne erhitzen und die Salatherzen mit der Schnittfläche nach unten bei mittlerer Hitze kurz anbraten.

4 Die Schnitzel zusammen mit der Sauce und den Salatherzen servieren.

Kokos-Plinsen mit Zimtquark
◆ Kohlenhydrate | Abendessen

75 g fein gemahlenes Dinkelvollkornmehl
1 TL Weinstein-Backpulver
100 ml Kokosmilch (Dose) • 1 Eigelb • Salz
3 EL Öl • 150 g Quark (20 % Fett)
3 TL flüssiger Honig • 1 TL Zimt
2 EL Sonnenblumenkerne • 1 kleiner Chinakohl
4 Blättchen Zitronenmelisse • 1 EL Obstessig
5 EL saure Sahne • 1 TL abgeriebene,
unbehandelte Zitronenschale

1 Für die Plinsen das Mehl mit dem Backpulver mischen. Mit Kokosmilch, 75 Millilitern Wasser, Eigelb und Salz zu einem glatten Teig verrühren. Den Teig 10 bis 15 Minuten quellen lassen.

2 In einer beschichteten Pfanne einen Teil des Öls erhitzen. Je Plinse 2 Esslöffel Teig in die Pfanne geben und bei mittlerer Hitze von jeder Seite knusprig backen. Aus dem restlichen Öl und dem übrigen Teig die restlichen Plinsen backen.

3 Den Quark mit 2 Teelöffeln Honig, Zimt und Sonnenblumenkernen verrühren. Chinakohl putzen, waschen und in kleine Streifen schneiden. Zitronenmelisse waschen, trocknen und fein hacken.

4 Für das Dressing 80 Milliliter warmes Wasser mit dem restlichen Honig, Salz, Obstessig, saurer Sahne und Zitronenschale verrühren. Das Dressing über den Chinakohl gießen und mit der Zitronenmelisse bestreuen. Salat mit den Plinsen servieren.

Nur für mich:

Ab heute mache ich jeden Morgen eine kleine Übung: Noch im Bett entferne ich das Kopfkissen und lege mich flach auf den Rücken. Nun strecke ich das linke Bein langsam in Richtung Bettende, spanne gleichzeitig Bauch- und Pomuskeln an. Nach 2 Sekunden ziehe ich das Bein zurück und strecke das rechte Bein aus. Dies dreimal wiederholen. Danach räkele und strecke ich den ganzen Körper, auch die Arme. Nun bin ich munter und kann den Tag fröhlich beginnen.

Mein Plan für heute:

Frühstück: Apfelmüsli
Vormittags: 1 Grapefruit
Mittagessen: Hackbällchen mit pikantem Gemüsesalat
Nachmittags: 1 Portion Studentenfutter
Abendessen: Nudeln mit Pilzgemüse und Feldsalat

Hackbällchen mit pikantem Gemüsesalat
• Eiweiß | Mittagessen

1 mittelgroße Zucchini • 1 große grüne Paprikaschote
3 feste Tomaten • 2 EL Öl • 4 EL Mais (Dose)
2 EL Zitronensaft • Meersalz • einige Spritzer Tabasco
1 kleine Zwiebel • 350 g Rinderhackfleisch
1 kleines Ei • 1 TL Senf • Pfeffer
einige Blättchen Basilikum

---

1 Zucchini und Paprika waschen, putzen und beides in sehr kleine Würfel schneiden. Die Stielansätze der Tomaten entfernen, die Tomaten entkernen und das Fruchtfleisch klein würfeln.

2 1 Esslöffel Öl in einer Pfanne erhitzen. Zucchini-, Paprika- und Tomatenwürfel zugeben und unter Rühren einige Minuten scharf anbraten. Das Gemüse anschlie-

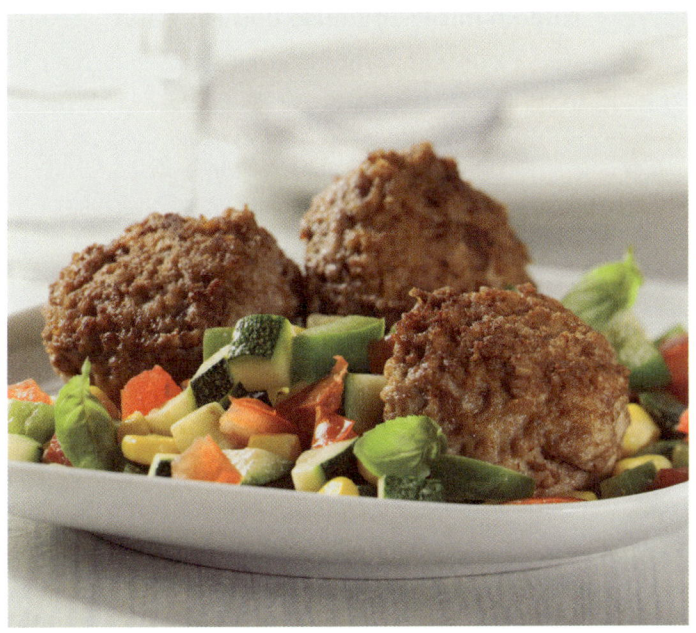

ßend aus der Pfanne nehmen und abkühlen lassen. Den Mais unterrühren, mit Zitronensaft, Salz und Tabasco würzen.

3 Für die Hackbällchen die Zwiebel schälen und fein hacken. Das Hackfleisch mit Zwiebeln, Ei, Senf, Pfeffer und Salz verkneten. Aus dem Fleischteig mit nassen Händen sechs kleine Kugeln formen.

4 Das restliche Öl in einer beschichteten Pfanne erhitzen. Die Hackbällchen darin von allen Seiten braun braten. Mit dem Gemüsesalat servieren und alles mit den Basilikumblättchen garnieren.

Nudeln mit Pilzgemüse und Feldsalat

◆ Kohlenhydrate | *Abendessen*

300 g Champignons • 1 Zwiebel
1 Bund Petersilie • 1 EL Butter
1 EL feines Dinkelvollkornmehl • 1/4 l Gemüsebrühe
5 EL Sahne • Pfeffer • Salz • 150 g Feldsalat
1 EL Obstessig • 1 EL Öl • 180 g Nudeln

1 Die Pilze putzen und klein schneiden. Die Zwiebel schälen und fein würfeln. Die Hälfte der Zwiebelwürfel für den Feldsalat beiseitestellen. Die Petersilie waschen, trocknen und hacken.

2 Butter in einem Topf erhitzen und die Zwiebeln darin glasig dünsten. Die Pilze zugeben und unter Rühren 5 Minuten braten. Mit dem Mehl bestäuben, Brühe und Sahne angießen und bei milder Hitze weitere 5 Minuten köcheln lassen. Zum Schluss pfeffern und salzen.

3 Den Feldsalat putzen, waschen und mundgerecht zerteilen. Für das Dressing den Essig mit Öl, 4 Esslöffeln Wasser, Pfeffer, Salz und den restlichen Zwiebelwürfeln verrühren. Das Dressing über den Salat gießen.

4 Die Nudeln bissfest garen, dann abgießen und abtropfen lassen. Die Nudeln mit dem Pilzgemüse auf zwei Tellern anrichten und mit der gehackten Petersilie bestreuen. Zusammen mit dem Feldsalat servieren.

Vierter Tag – Woche 3

Mein Plan für heute:

Frühstück: Obstteller mit Joghurt
Vormittags: 150 ml Buttermilch
Mittagessen: Vegetarische Paella
Nachmittags: Kohlrabi mit Apfel und Greyerzer
Abendessen: Schinkenomelett mit Kopfsalat

Vegetarische Paella

◆ Kohlenhydrate | Mittagessen

120 g parboiled Vollkornreis • Meersalz
1 Zucchini • 1 rote Paprikaschote
2 Knoblauchschalotten, ersatzweise 1 kleiner
Bund Schnittlauch oder Bärlauch
1 Zwiebel • 150 g Champignons • 2 EL Olivenöl
Kräutersalz • 0,1 g Safranpulver oder 1/4 TL
Kurkuma • 12 schwarze Oliven

---

1 Den Reis in einen Topf geben, mit leicht gesalzenem Wasser bedecken, einmal aufkochen lassen und zugedeckt bei schwacher Hitze 10 bis 12 Minuten garen.

2 Die Zucchini putzen und in Scheiben schneiden. Die Paprikaschote waschen, halbieren, putzen und in Streifen schneiden. Knoblauchschalotten und Zwiebel schälen und würfeln. Die Champignons putzen und in Scheiben schneiden.

3 Das Öl in einer großen Pfanne erhitzen. Zucchini und Paprika darin unter Wenden einige Minuten braten, dann aus der Pfanne nehmen und beiseitestellen. Im restlichen Bratfett die Knoblauchschlotten und Zwiebelwürfel glasig dünsten. Champignons zugeben und mitbraten.

4 Den abgetropften Reis und die Hälfte der Zucchini und Paprika zugeben und unterrühren. Alles mit Kräutersalz und Safran würzen. Die Paella mit den restlichen Zucchini und Paprika garnieren. Die Oliven darauf verteilen.

Schinkenomelett mit Kopfsalat
◆ Eiweiß | Abendessen

1 Zwiebel • 1 kleiner Bund Schnittlauch
80 g Rinderschinken • 4 große Eier
3 EL Mineralwasser • Pfeffer • Salz
1 TL Butter • 1 Kopfsalat • 1 EL Öl • 1 EL Essig

---

1 Die Zwiebel schälen und fein würfeln. Den Schnittlauch waschen, trocknen und in Röllchen schneiden. Die Hälfte der Schnittlauchröllchen für den Salat beiseitelegen. Den Schinken in kleine Würfel schneiden.

2 Die Eier trennen. Eigelb in eine Schüssel geben und mit dem Mineralwasser, einer Hälfte der Schnittlauchröllchen, Pfeffer und Salz schaumig rühren. Eiweiß leicht salzen, sehr steif schlagen und vorsichtig unter das Eigelb heben.

3 Die Butter in einer beschichteten Pfanne erhitzen. Zwiebel- und Schinkenwürfel zugeben und unter Rühren anbraten. Die Eiermasse zugießen, die Pfanne dabei mehrmals hin und her rütteln, damit das Omelett nicht anbackt. Zugedeckt bei schwacher Hitze stocken lassen.

4 Den Salat putzen, waschen, abtropfen lassen, in mundgerechte Stücke zerpflücken und auf einer Platte anrichten. Mit Öl und Essig beträufeln, mit Pfeffer und Salz würzen und mit den restlichen Schnittlauchröllchen bestreuen. Das Omelett teilen und zusammen mit dem Salat anrichten.

Nur für mich:

Um zur Ruhe zu kommen, nehme ich mir heute Zeit für eine kleine Atemtherapie. Ich schließe die Augen und stelle mir vor, ich könnte nur durch eine kleine Öffnung vorne am Hals atmen. Nun ziehe ich bei geschlossenem Mund sanft die Luft durch diese Öffnung ein. Dann atme ich aus und stelle mir vor, dass der Atem nicht nach oben geht, sondern in den Magen. Nach einem weiteren Einatmen schicke ich den Atem in den Bauchraum, danach ins Gesäß und danach bis in die Zehenspitzen.

Mein Plan für heute:

Frühstück: Honigbrot
Vormittags: 1 Zimtjoghurt mit Nüssen
Mittagessen: Schinkenbrötchen »Vital«
Nachmittags: 1 Banane
Abendessen: Minestrone

Schinkenbrötchen »Vital«

◆ Kohlenhydrate | Mittagessen

*1 Friséesalat • 1 große Tomate
1 kleine Möhre • 2 EL Linsen- oder Mungobohnensprossen • 60 g roher Rinderschinken
einige Zweige frische Kräuter (z. B. Kerbel,
Petersilie, Sauerampfer, Dill)
100 g Frischkäse • 2 Vollkornbrötchen
1 EL Obstessig • 1 EL Öl
Pfeffer • Meersalz*

---

1 Den Salat waschen, trocken schleudern und in mundgerechte Stücke zupfen. Die Tomate waschen, vom Stielansatz befreien und in dünne Scheiben schneiden.

2 Die Möhre waschen, schälen und in feine Streifen
hobeln. Die Sprossen waschen, verlesen und abtropfen

lassen. Den Schinken in Streifen schneiden. Die Kräuter waschen, fein hacken und mit dem Frischkäse in einer Schüssel verrühren.

3 Die Brötchen aufschneiden, die unteren Hälften mit dem Kräuter-Frischkäse bestreichen. Mit einigen Salatblättern, Tomatenscheiben, Möhrenstreifen, Schinken und Sprossen belegen. Mit den oberen Brötchenhälften bedecken.

4 Den restlichen Friséesalat mit Essig und Öl beträufeln und mit Pfeffer und Salz würzen. Zusammen mit den Brötchen servieren.

Minestrone

✦ Eiweiß | Abendessen

2 Frühlingszwiebeln • 4 Möhren
1 mittelgroße Zucchini • 1 junger Kohlrabi
2 reife Tomaten • 250 g Hähnchenbrust
1 EL Öl • 100 g Erbsen (TK)
600 ml Gemüsebrühe • 1 TL frische Thymian-
blättchen • 1 Zweig frischer Rosmarin
1 Msp. Cayennepfeffer • 1/2 Bund Petersilie
2 TL frisch geriebener Parmesan

---

1 Die Frühlingszwiebeln putzen und waschen. Das Grün der Zwiebeln in feine Röllchen, das Weiße in kleine Wür-

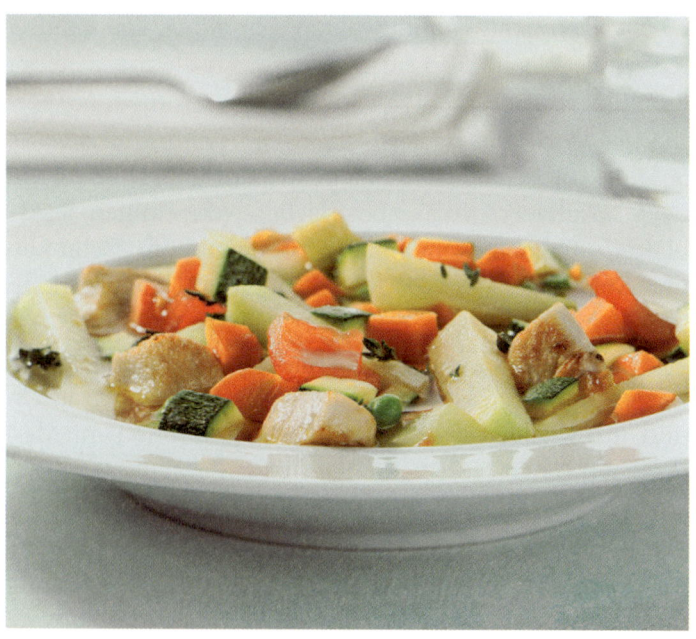

fel schneiden. Die Möhren und die Zucchini waschen, putzen, schälen und ebenfalls in gleich große Würfel schneiden. Den Kohlrabi schälen und grob stifteln. Die Stielansätze der Tomaten entfernen und die Tomaten mit einem Messer leicht anritzen, mit kochendem Wasser überbrühen, häuten und grob würfeln.

2 Das Hähnchenfleisch waschen, mit Küchenpapier trocken tupfen und mit einem scharfen Messer in mundgerechte Würfel schneiden. Das Öl in einer beschichteten Pfanne erhitzen und das Fleisch darin von allen Seiten gleichmäßig anbraten. Das geputzte Gemüse und die Erbsen zufügen und alles kurz mitbraten.

3 Die Gemüsebrühe angießen und die Minestrone mit Thymian, Rosmarin und Cayennepfeffer würzen. Zugedeckt bei schwacher Hitze etwa 15 Minuten köcheln lassen, anschließend den Rosmarinzweig aus der Suppe entfernen.

4 Das Bund Petersilie waschen, trocknen und fein hacken. Die Gemüsesuppe auf zwei tiefen Tellern anrichten und mit der gehackten Petersilie und dem frisch geriebenen Parmesan bestreuen.

Mein Plan für heute:

Frühstück: Sprossenbrötchen
Vormittags: 1 Apfel
Mittagessen: Fischpfanne mit Fenchelgemüse
Nachmittags: Zimtorange mit Hüttenkäse
Abendessen: Tagliatelle mit Tomatenpesto

Fischpfanne mit Fenchelgemüse

◆ Eiweiß | Mittagessen

600 g Fenchel • 1 EL Butter • 150 ml Gemüsebrühe
400 g Fischfilet (z. B. Rotbarsch, Kabeljau oder Scholle)
2 EL Zitronensaft • Salz • Pfeffer • 3 Orangen
1 TL Öl • 5 EL Sahne

1 Den Fenchel putzen, waschen, halbieren und den mittleren Strunk keilförmig herausschneiden. Die Fenchelhälften in hauchdünne Streifen schneiden. Etwas Fenchelgrün fein hacken und für die spätere Dekoration beiseitelegen.

2 Die Butter in einem Topf schmelzen lassen und den Fenchel darin anbraten. Die vorher zubereitete Gemüsebrühe dazugießen und zugedeckt 10 bis 12 Minuten dünsten.

3 Den Fisch waschen, abtrocknen und in grobe Stücke schneiden. Mit Zitronensaft, Salz und Pfeffer würzen. Eine Orange schälen und filetieren, die anderen auspressen.

4 Das Öl in einer Pfanne erhitzen und den Fisch darin von beiden Seiten scharf anbraten. Orangenfilets und -saft zugeben und etwas einkochen lassen. Dann die Sahne unterrühren.

5 Gemüse, Fisch und Orangenfilets auf einer Platte anrichten und mit dem Fenchelgrün bestreuen.

Tagliatelle mit Tomatenpesto

◆ Kohlenhydrate | Abendessen

1 kleine Chilischote (ersatzweise 1 TL Sambal
Oelek) • 5 reife Tomaten • 4 Stängel Basilikum
2–3 Knoblauchzehen • 2 EL Pinienkerne
Kräutersalz • 1 EL Tomatenmark • 1 EL Sahne
180 g Tagliatelle • 4 Salatherzen • 1 EL Essig
1 EL Öl • Pfeffer • Salz • 75 g Feta
10 schwarze Oliven

1 Die Chilischote waschen, halbieren, dabei die Kerne entfernen und die Schote in feine Streifen schneiden. Die Stielansätze der Tomaten entfernen, Tomaten überbrühen, häuten, entkernen und grob würfeln. Die Basilikumblättchen von den Stielen zupfen, den Knoblauch schälen.

2 Basilikum, Chilischote, Tomate, Knoblauch und Pinienkerne grob pürieren, mit Kräutersalz würzen, Tomatenmark und Sahne unterrühren.

3 Die Nudeln nach Packungsanleitung bissfest garen, dann abgießen und abtropfen lassen.

4 Die Salatherzen waschen und vierteln. Mit Essig und Öl beträufeln und mit Pfeffer und Salz würzen.

5 Die Nudeln auf zwei Tellern anrichten und das Pesto über die Nudeln geben. Den Feta darüberbröseln, mit den Oliven garnieren und mit den Salatherzen servieren.

PESTO EINFRIEREN

Das Pesto reicht für sechs bis acht Portionen. Sie können den Rest gut einfrieren und zu einem späteren Zeitpunkt wieder auftauen.

Nur für mich:

Welche Art der Bewegung könnte mir auf Dauer Spaß machen? Gymnastik, Nordic Walking, Pilates, Radfahren, Yoga oder Training im Fitnessstudio? Heute informiere ich mich über Angebote in meiner Gegend und melde mich für eine Schnupperstunde an. Zu zweit ist es leichter durchzuhalten und macht mehr Spaß – vielleicht hat eine Freundin Lust, dabei mitzumachen?

Mein Plan für heute:

Frühstück: Haferflockenmüsli
Vormittags: Heidelbeerkefir
Mittagessen: Kalbskoteletts mit Erbsen und Möhren
Nachmittags: Apfelbrei
Abendessen: Fleischsalat

Kalbskoteletts mit Erbsen und Möhren

◆ Eiweiß | Mittagessen

400 g Möhren • 1 EL Butter
300 g Erbsen (TK) • 100 ml Gemüsebrühe
1/2 Bund Petersilie • 4 dünne Kalbskoteletts
Pfeffer • Meersalz • 1 EL Öl
1 unbehandelte Zitrone

---

1 Die Möhren putzen, schälen und in dünne Scheiben schneiden. Die Butter in einem Topf schmelzen lassen und die Möhren darin unter Rühren anbraten. Die Erbsen zufügen, kurz mit anbraten, dann die Brühe zugießen. Zugedeckt bei schwacher Hitze 10 bis 12 Minuten köcheln lassen.

2 Das Bund Petersilie waschen, trocknen und fein hacken.

3 Die Kalbskoteletts kalt abwaschen, mit Küchenpapier trocken tupfen und mit Pfeffer und Salz würzen. Das Öl in einer beschichteten Pfanne erhitzen. Die Kalbskoteletts darin von jeder Seite etwa 5 Minuten braten.

4 Die Zitrone in Scheiben schneiden und diese Scheiben nach dem Wenden der Koteletts auf die Fleischscheiben in der Bratpfanne legen. Zusammen mit den Erbsen und Möhren auf einer Platte anrichten. Mit der Petersilie bestreut servieren.

Fleischsalat

◆ Eiweiß | Abendessen

200 g Putenfleischwurst • 2 Gewürzgurken
1/2 Bund Petersilie • 150 g Joghurt
1 EL leichte Mayonnaise • 1 TL Senf
1 TL weißer Balsamessig • Kräutersalz
1 kleine Salatgurke • 1 Bund Radieschen
1 Handvoll Feldsalat • Pfeffer

---

1 Die Putenwurst in schmale Streifen schneiden. Die Gewürzgurken fein hacken. Die Petersilie waschen, trocknen und fein hacken.

2 Joghurt, Mayonnaise, Senf, Essig und Kräutersalz mit dem Schneebesen gründlich verrühren. Putenwurststreifen und Gurkenwürfel untermischen.

3 Die Salatgurke schälen, halbieren und in kleine Würfel schneiden. Die Radieschen putzen, waschen und in dünne Scheiben schneiden. Den Feldsalat waschen, putzen und trocken schleudern.

4 Den Fleischsalat zusammen mit Gurken, Radieschen und Feldsalat auf eine Platte geben. Pfeffern, salzen, mit der gehackten Petersilie bestreuen und servieren.

LECKERES FÜR DIE MITTAGSPAUSE

Der Fleischsalat eignet sich sehr gut zum Mitnehmen an den Arbeitsplatz. Den Feldsalat lassen Sie dann weg und nehmen stattdessen nur eine in Scheiben geschnittene Salatgurke und nach Belieben ein paar geputzte Radieschen mit. Ideal zum Mitnehmen sind auch Paprikaschoten, Kohlrabi, Fenchel und Möhren. In Stücke geschnitten oder grob geraspelt lassen sie sich gut transportieren und reichern jede Mahlzeit an.
Kombiniert mit Fleisch, Wurst, Käse oder gekochten Eiern wird aus dem neutralen Gemüse eine Eiweißmahlzeit. Essen Sie dazu Vollkornbrot oder -brötchen, dann wird daraus eine Kohlenhydratemahlzeit.

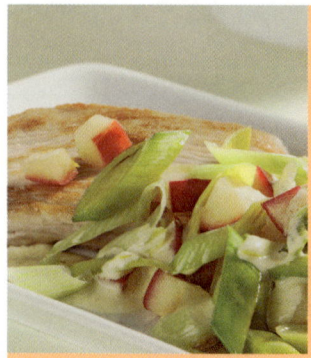

Woche 4

Die letzte Woche des 28-Tage-Programms liegt vor Ihnen. Aber keine Sorge – Sie haben genügend neue Rezepte kennengelernt, um auch danach Ihre neue Ernährungsweise beibehalten zu können. Falls Sie weitere Anregungen brauchen, finden Sie diese in meinen früheren iss.dich.schlank.-Büchern.

Sie kennen Ihren Körper am besten

Soll man abends eine Eiweißmahlzeit zu sich nehmen oder lieber Kohlenhydrate? Bei dieser Frage scheiden sich die Geister.

Dr. Howard Hay riet der Gesundheit zuliebe davon ab, am Abend eine schwerverdauliche Eiweißmahlzeit zu essen. Neuere Studien raten zum Gegenteil. Sie selbst kennen Ihren Körper am besten, daher gilt: Wenn Sie ein bestimmtes Lebensmittel nicht vertragen, streichen Sie es von Ihrem Speiseplan, auch wenn es objektiv gesehen noch so gesund ist. Das Gleiche gilt für Gewürze oder Kombinationen aus Nahrungsmitteln. Die Trennkost gibt

Ihnen ein paar Regeln vor, und in diesem Rahmen haben Sie freie Hand.

Alles über Obst, Essig und Milchprodukte

■ Beeren-, Stein-, Kernobst und Zitrusfrüchte enthalten sehr viel Fruchtsäure. Sie werden aus diesem Grund der Eiweißgruppe zugeordnet und sollten möglichst nicht mit kohlenhydratreichen Lebensmitteln kombiniert werden. Gut abgelagerte Äpfel, Bananen, Datteln, Feigen und Trockenobst zählen zu den Kohlenhydraten.

Aus gutem Grund haben wir bei den Frühstücks- und Snackrezepten ab Seite 135 Buttermilch, Joghurt und Kefir verwendet statt Milch. Die gesäuerten Produkte sind viel leichter verdaulich.

■ Apfelessig wird aus vollreifen Äpfeln hergestellt und liefert alle Mineralien, die im Apfel enthalten sind. Apfelessig oder Obstessig kann zum Säuern von kohlenhydrathaltigen Speisen verwendet werden. Balsamessig, Himbeeressig und andere Essigsorten passen besser zu Eiweißgerichten.

■ Milch, egal welche Fettstufe, gehört in die Spalte der Eiweiße. Sie zählt zu den schwer verdaulichen Nahrungsmitteln, da sie im Magen aufgrund der sauren Verdauungssäfte sofort gerinnt und einen Käseklumpen bildet.

■ Joghurt, Quark oder andere gesäuerte Milchprodukte (der Fettgehalt spielt keine Rolle) sind zwar eiweißreich, werden aber der neutralen Gruppe zugeordnet. Den Grund hierfür liefern die Milchsäurebakterien. Durch den Säuerungsprozess flockt die Milch aus und wird somit leichter verdaulich.

Wochenplan 4

	Frühstück	**Snack**
Erster Tag	Honigbrot Kohlenhydrate	Pro Person 150 ml Kefir Neutral
Zweiter Tag	Obstfrühstück Eiweiß	Pro Person 1 Zimt- joghurt mit Nüssen Neutral
Dritter Tag	Haferflockenmüsli Kohlenhydrate	Apfelbrei Kohlenhydrate
Vierter Tag	Sprossenbrötchen Kohlenhydrate	Pro Person ¼ l frischer Orangensaft Eiweiß
Fünfter Tag	Haferflockenmüsli Kohlenhydrate	Pro Person 1 Apfel Kohlenhydrate
Sechster Tag	Rührei mit Schinken Eiweiß	Pro Person 150 ml Buttermilch Neutral
Siebter Tag	Käsebrot Kohlenhydrate	Heidelbeerkefir Neutral

Mittagessen	Snack	Abendessen
Grüne Nudeln mit Mozzarella Kohlenhydrate	Würzige Avocado Neutral	Spanischer Krabbensalat Eiweiß
Reissalat mit Schinken Kohlenhydrate	Sauerkraut-Snack Eiweiß	Gebackener Schafskäse mit Rettichsalat Kohlenhydrate
Würziges Rosenkohlgratin Kohlenhydrate	Pro Person 1 Banane Kohlenhydrate	Birnen-Käse-Salat Eiweiß
Bratfisch mit Sauce Tatare und Blumenkohl Eiweiß	Kohlrabi mit Apfel und Greyerzer Eiweiß	Blumenkohl-Wurst-Tortilla Eiweiß
Bohnensalat mit Würzkartoffeln Kohlenhydrate	Pro Person 1 Portion Studentenfutter Neutral	Putenbrust mit Apfel-Lauch-Gemüse Eiweiß
Gemüse-Spaghetti Kohlenhydrate	Apfelbrei Kohlenhydrate	Ungarische Gulaschsuppe Eiweiß
Hähnchengulasch mit süßscharfem Chinakohl Eiweiß	Zimtorange mit Hüttenkäse Eiweiß	Matjeshappen mit Rote-Bete-Kartoffelsalat Kohlenhydrate

Mein Plan für heute:

Frühstück: Honigbrot
Vormittags: 150 ml Kefir
Mittagessen: Grüne Nudeln mit Mozzarella
Nachmittags: Würzige Avocado
Abendessen: Spanischer Krabbensalat

Grüne Nudeln mit Mozzarella

◆ Kohlenhydrate | Mittagessen

250 g Blattspinat • Meersalz
180 g grüne Spaghetti • 125 g Mozzarella
1 Zwiebel • 3 EL Cashewkerne
1 EL Öl • Pfeffer • Kräutersalz
250 g Kirschtomaten

1 Den Spinat putzen und verlesen, gründlich waschen und in wenig kochendem Salzwasser zusammenfallen lassen. Aus dem Wasser nehmen, gut abtropfen lassen und grob hacken.

2 Die Nudeln in leicht gesalzenem Wasser bissfest garen, abgießen und gut abtropfen lassen. Den Mozzarella in Würfel schneiden.

3 Die Zwiebel schälen und fein würfeln. Die Cashewkerne grob hacken. Das Öl in einer Pfanne erhitzen, Zwiebeln und Cashewkerne zufügen und unter Rühren 5 Minuten bei mittlerer Hitze braten. Den Spinat zugeben, mit Pfeffer und Kräutersalz würzen.

4 Die Spaghetti unterrühren und mit dem Mozzarella bestreuen. Die Herdplatte abschalten, die Pfanne schließen und den Käse zerlaufen lassen. Die Tomaten waschen, halbieren und mit den Nudeln servieren.

Spanischer Krabbensalat

◆ Eiweiß | Abendessen

2 Eier • 1 Bund Dill • 1 Chicorée
1 Avocado • 1 EL Zitronensaft
1 kleine Salatgurke • 200 g gekochte Krabben
200 g Joghurt • 2 EL Tomatenketchup
Kräutersalz • Cayennepfeffer

---

1 Die Eier in etwa 10 Minuten hart kochen, danach abschrecken, schälen und grob hacken. Dill waschen, trocknen und fein hacken.

2 Chicorée waschen, putzen, halbieren, den mittleren Strunk keilförmig herausschneiden und die Hälften in feine Streifen schneiden. Die Avocado längs halbieren, den Stein herauslösen und das Fruchtfleisch in kleine Würfel schneiden. Sofort mit dem Zitronensaft beträufeln. Die Gurke schälen und klein würfeln.

3 Eier, Chicorée, Avocado und Gurken zusammen mit den Krabben in eine Schüssel geben und alles mischen.

4 Für das Dressing den Joghurt mit dem Ketchup glatt rühren. Mit Kräutersalz und Cayennepfeffer würzen und über den Salat gießen. Mit dem gehackten Dill bestreuen und servieren.

KÖSTLICHER FISCH

Werden Sie kreativ und verändern Sie die Rezepte nach eigenem Geschmack. So können Sie statt der Krabben auch gedünsteten Lachs, Scholle, Rotbarsch oder Kabeljau verwenden. Fisch ist leicht verdaulich, gut verträglich und sollte nach Möglichkeit zweimal wöchentlich auf den Tisch. Nicht nur der Jodanteil macht Fisch so wertvoll, sondern insbesondere die darin reichlich enthaltenen Omega-3-Fettsäuren, die nachweislich eine Schutzwirkung auf Herz und Gefäße haben. Weiterhin besitzt Fisch viele Mineralstoffe und Spurenelemente wie Eisen, Kalzium, Kalium, Magnesium, Fluor und Selen. Als cholesterinsenkend gelten Makrele, Hering, Lachs, Thunfisch und Sprotten.

Zweiter Tag – Woche 4

Mein Plan für heute:

Frühstück: Obstfrühstück
Vormittags: 1 Zimtjoghurt mit Nüssen
Mittagessen: Reissalat mit Schinken
Nachmittags: Sauerkraut-Snack
Abendessen: Gebackener Schafskäse mit Rettichsalat

Reissalat mit Schinken

◆ Kohlenhydrate | Mittagessen

*120 g parboiled Vollkornreis • Meersalz
3 Möhren • 150 g Erbsen (TK) • ½ Bund Petersilie
75 g roher Rinderschinken (ersatzweise
Rindersalami) • 150 g Mais (Dose)
150 g Joghurt • 1 EL leichte Mayonnaise
1 TL Senf • 1 EL Obstessig • Pfeffer
Kräutersalz*

───────────────

1 Den Reis in einen Topf geben, mit leicht gesalzenem Wasser bedecken, einmal aufkochen lassen und zugedeckt bei schwacher Hitze 10 bis 12 Minuten ausquellen lassen.

2 Die Möhren putzen, schälen und in kleine Würfel schneiden. In einen Topf geben, mit Wasser bedecken und zugedeckt 8 Minuten köcheln lassen. Die Erbsen zufügen und bei schwacher Hitze weitere 10 bis 12 Minuten garen. Das Gemüse abseihen, dabei das Kochwasser auffangen.

3 Die Petersilie waschen, trocknen und fein hacken. Den Schinken in sehr kleine Würfel schneiden. Möhren, Erbsen, Mais, Reis und Schinkenwürfel in eine Schüssel geben und gut mischen.

4 Für das Dressing den Joghurt mit 2 Esslöffeln Gemüsewasser, Mayonnaise, Senf und Essig verrühren. Mit Pfeffer und Kräutersalz würzen und über den Salat gießen. Den Salat mit Petersilie bestreuen und servieren.

Gebackener Schafskäse mit Rettichsalat

◆ Kohlenhydrate | Abendessen

1 großer Rettich • Meersalz • 150 g Joghurt
1 EL Mayonnaise • Pfeffer • Kräutersalz
½ Bund glatte Petersilie • 250 g Schafskäse
1 Eigelb • 3 EL Vollkornpaniermehl
2 EL Öl

1 Den Rettich putzen, schälen und fein raspeln. Mit Meersalz bestreuen und 5 Minuten ziehen lassen.

2 Joghurt mit der Mayonnaise glatt rühren und mit den Rettichraspeln mischen. Mit Pfeffer und Kräutersalz würzen. Die Petersilie waschen, trocknen, fein hacken und den Salat damit bestreuen.

3 Den Schafskäse in breite Streifen schneiden. Auf einem Teller das Eigelb verquirlen, auf einen zweiten Teller das Paniermehl geben. Den Käse zuerst im Eigelb, dann im Paniermehl wenden.

4 Das Öl in einer beschichteten Pfanne erhitzen und den Käse darin bei mittlerer Hitze von allen Seiten goldbraun braten. Zusammen mit dem Rettichsalat servieren.

TIPP

Schafskäse bezeichnet alle Käse, die aus Schafsmilch herge-stellt wurden. Für meine Rezepte ist am besten Feta geeig-net: in Salzlake gereifter weißer Schafskäse, der warm eben-so lecker schmeckt wie kalt.

Nur für mich:

Heute verwöhne ich mich mit einer Gesichtsmaske. Dazu mi-sche ich 3 Esslöffel Quark mit 1 Teelöffel Olivenöl und 1 Ess-löffel Zitronensaft. Die Masse streiche ich gleichmäßig auf das Gesicht und lege mich für 20 Minuten gemütlich auf das Sofa. Danach wird die angetrocknete Maske mit kleinen krei-senden Bewegungen abgerubbelt und der restliche Quark mit lauwarmem Wasser abgespült.

Mein Plan für heute:

Frühstück: Haferflockenmüsli
Vormittags: Apfelbrei
Mittagessen: Würziges Rosenkohlgratin
Nachmittags: 1 Banane
Abendessen: Birnen-Käse-Salat

Würziges Rosenkohlgratin

◆ Kohlenhydrate | Mittagessen

400 g Kartoffeln • 4 EL Sahne
Meersalz • Muskat • 500 g Rosenkohl
1 Zwiebel • 1 EL Öl • 100 g geriebener
Greyerzer

_____

1 Die Kartoffeln waschen, schälen und grob würfeln. In einen Topf geben, knapp mit Wasser bedecken und zugedeckt in 20 Minuten garen. Anschließend im eigenen Kochwasser fein zerstampfen. Die Sahne unterrühren, mit Salz und Muskat würzen.

2 Den Rosenkohl putzen und die Strünke jeweils kreuzweise einschneiden. In leicht gesalzenem Wasser in 15 Minuten bissfest kochen. Dann den Backofen auf 180 °C vorheizen.

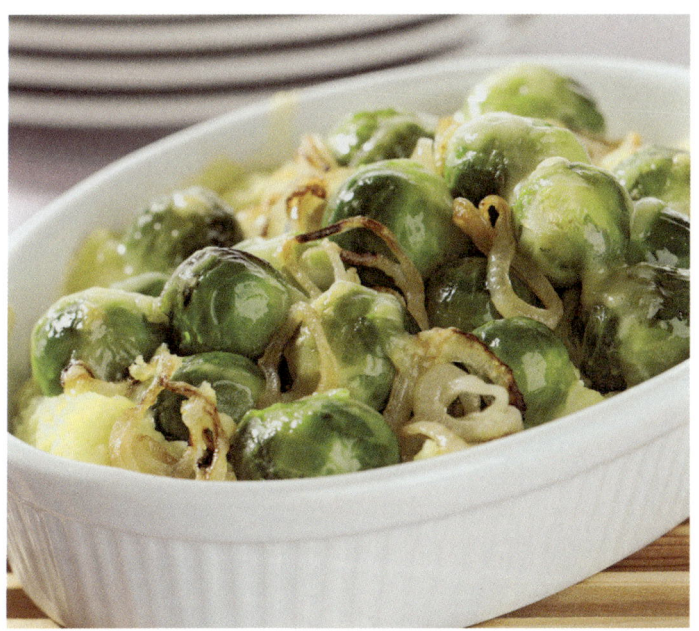

3 Die Zwiebel schälen und in dünne Ringe schneiden. Das Öl in einer Pfanne erhitzen und die Zwiebelringe darin goldbraun braten.

4 Den Kartoffelbrei in eine Auflaufform geben, den Rosenkohl leicht hineindrücken und mit den Zwiebelringen belegen. Den geriebenen Käse gleichmäßig darauf verteilen. Im Backofen 15 bis 20 Minuten überbacken.

Birnen-Käse-Salat

◆ Eiweiß | Abendessen

2 EL Rosinen • 4 EL Mungobohnensprossen
1 kleiner Kopf Romana-Salat • 2 Möhren
2 Birnen • 150 g Käse (z. B. Fol Épi
oder Gouda) • 250 g Joghurt
1 EL Zitronensaft • 1/2 TL Honig
Kräutersalz • 1 Msp. Cayennepfeffer
1 Msp. Kardamom

---

1 Die Rosinen mit kochendem Wasser übergießen, 5 Minuten ziehen lassen, dann abgießen. Die Sprossen waschen, verlesen und abtropfen lassen.

2 Den Salat putzen, waschen, abtropfen lassen und in feine Streifen schneiden. Die Möhren schälen und fein stifteln. Die Birnen waschen, vierteln, das Kerngehäuse entfernen und das Fruchtfleisch in kleine Würfel schneiden. Den Käse fein würfeln und mit Rosinen, Salat, Möhren und Birnen mischen.

3 Joghurt mit Zitronensaft und Honig verrühren. Das Dressing mit Kräutersalz, Cayennepfeffer und Kardamom würzen und über den Salat gießen. Mit den Sprossen bestreut servieren.

Mein Plan für heute:

Frühstück: Sprossenbrötchen
Vormittags: 1/4 l frisch gepresster Orangensaft
Mittagessen: Bratfisch mit Sauce Tatare und
                  Blumenkohl
Nachmittags: Kohlrabi mit Apfel und Greyerzer
Abendessen: Blumenkohl-Wurst-Tortilla

Bratfisch mit Sauce Tatare und Blumenkohl

◆ Eiweiß | Mittagessen

*1 Ei • 1 Bund Schnittlauch • 1 Gewürz-
gurke • 1 EL Öl • 2 TL Senf • 1 EL weißer
Balsamessig • 200 g Joghurt • Pfeffer
Salz • einige Spritzer Worcestersauce
1 Blumenkohl (ein paar Röschen
davon für das folgende Rezept)
3 EL Milch • 400 g Rotbarsch- oder
Kabeljaufilet • 2 EL Zitronensaft
1 EL Butter*

---

1 Das Ei hart kochen, mit kaltem Wasser abschrecken und schälen. Längs halbieren, das Eigelb herauslösen und das Eiweiß fein hacken.

2 Den Schnittlauch waschen, trocknen und in Röllchen schneiden, die Gurke fein würfeln. Das Eigelb mit Öl, Senf, Essig und Joghurt verrühren. Eiweiß, Schnittlauch und Gurkenstückchen untermischen und die Sauce mit Pfeffer, Salz und Worcestersauce würzen.

3 Den Blumenkohl waschen, putzen und in kleine Röschen zerteilen. Wenig Salzwasser mit der Milch zum Kochen bringen. Den Blumenkohl darin in 10 bis 12 Minuten bissfest garen, gut abtropfen lassen und drei bis vier Röschen für die Tortilla (siehe folgendes Rezept) beiseitelegen.

4 Den Fisch waschen und mit Küchenpapier trocken tupfen. Mit Zitronensaft beträufeln, pfeffern und salzen. Die Butter erhitzen. Den Fisch darin von beiden Seiten je 5 Minuten braten. Mit Blumenkohl und Sauce Tartare servieren.

AUS EINS MACH ZWEI

Blumenkohl eignet sich wunderbar für die Resteküche. So können Sie aus übrig gebliebenen Blumenkohlröschen einen Salat, ein Gratin oder zusammen mit der Blumenkohlbrühe eine Suppe für den nächsten Tag zaubern. Auch roh geraspelt, mit Obst und Nüssen und einem Joghurtdressing vermischt, ist Blumenkohl eine Delikatesse. Diese feine Sorte Kohl gilt als besonders magen- und darmfreundlich und beinhaltet wertvolle Inhaltsstoffe wie B-Vitamine, Kalium, Kalzium, Magnesium, Eisen, Zink, Kupfer und Jod.

Blumenkohl-Wurst-Tortilla

◆ Eiweiß | Abendessen

4 große Eier • 2 EL Mineralwasser
Pfeffer • Meersalz
1 Zwiebel • 1 Bund Schnittlauch
80 g Geflügelfleischwurst • 1 TL Öl
3–4 gegarte Blumenkohlröschen
(vom vorigen Rezept)
2 Fleischtomaten

---

1 Die Eier mit Mineralwasser, Pfeffer und Salz verquirlen. Die Zwiebel schälen und klein würfeln. Den Schnittlauch waschen, trocknen und in Röllchen schneiden. Die Geflügelfleischwurst in kleine Würfel schneiden.

2 Das Öl in einer beschichteten Pfanne erhitzen und die Zwiebel- und Fleischwurstwürfel darin bei mittlerer Hitze braten, die Blumenkohlröschen etwas zerkleinern und ebenfalls in die Pfanne geben.

3 Das Ganze mit den verquirlten Eiern übergießen und zugedeckt bei geringer Hitze 5 Minuten stocken lassen. Die Tortilla auf einen flachen Deckel gleiten lassen, vorsichtig wenden und weitere 2 bis 3 Minuten backen.

4 Die Tomaten waschen, von den Stielansätzen befreien, in Spalten schneiden und mit der Tortilla servieren.

Fünfter Tag – Woche 4

Mein Plan für heute:

Frühstück: Haferflockenmüsli
Vormittags: 1 Apfel
Mittagessen: Bohnensalat mit Würzkartoffeln
Nachmittags: 1 Portion Studentenfutter
Abendessen: Putenbrust mit Apfel-Lauch-Gemüse

Bohnensalat mit Würzkartoffeln

⬥ Kohlenhydrate | *Mittagessen*

*500 g grüne Bohnen • 1 Stängel Bohnen-
kraut • Meersalz • 400 g kleine
festkochende Kartoffeln • 2 EL Öl
2 TL Kümmel • 1 kleine Zwiebel
1 EL Obstessig • Pfeffer • 125 g Joghurt
1 TL Senf • 200 g Hüttenkäse*

---

1 Die Bohnen waschen, putzen und in etwa 3 Zentimeter lange Stücke schneiden. Zusammen mit dem Bohnenkraut in wenig leicht gesalzenes Wasser geben und
bissfest garen. Herausnehmen, kalt abschrecken und gut
abkühlen lassen.

2 Den Backofen auf 200 °C vorheizen. Die Kartoffeln gut
waschen, anschließend der Länge nach halbieren. Die

Schnittflächen der Kartoffeln mit Öl bestreichen, auf ein Blech legen, mit Kümmel und Salz würzen. Im Backofen etwa 35 Minuten backen.

3 Die grünen Bohnen in eine Schüssel geben. Für das Dressing die Zwiebel schälen und fein hacken. Essig mit 5 Esslöffeln Wasser, Pfeffer und Salz verrühren. Joghurt und Senf unterschlagen und die Zwiebelwürfel dazugeben. Das Dressing mit den Bohnen mischen.

4 Die Kartoffeln zusammen mit dem Bohnensalat und dem Hüttenkäse servieren.

Putenbrust mit Apfel-Lauch-Gemüse
◆ Eiweiß | Abendessen

2 Stangen Lauch • 1 großer säuerlicher Apfel
2 TL Butter • 80 ml Gemüsebrühe
1 TL Curry • 1 TL Salz
2 Putenschnitzel à 180 g • Pfeffer
1 EL Öl • 2 EL Crème fraîche

———————————

1 Den Lauch putzen, der Länge nach aufschneiden, waschen und in schmale Streifen schneiden. Den Apfel waschen, vierteln, das Gehäuse entfernen und würfeln.

2 Die Butter in einem Topf erhitzen und den Lauch darin unter Rühren anbraten. Die Brühe angießen und 5 bis 8

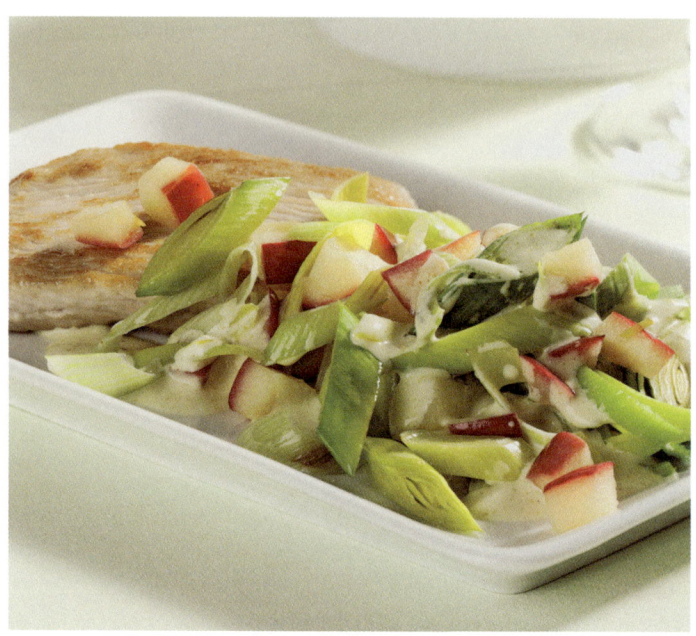

Minuten köcheln lassen. Die Apfelwürfel zugeben, mit Curry und Salz würzen und weitere 10 Minuten zugedeckt garen lassen.

3 Das Fleisch waschen, mit Küchenpapier trocken tupfen und mit Pfeffer und Salz würzen. Das Öl in einer beschichteten Pfanne erhitzen, darin das Fleisch von jeder Seite etwa 5 Minuten braten.

4 Die Crème fraîche unter das gegarte Gemüse rühren, nochmals abschmecken und anschließend zusammen mit dem Fleisch servieren.

Mein Plan für heute:

Frühstück: Rührei mit Schinken
Vormittags: 150 ml Buttermilch
Mittagessen: Gemüse-Spaghetti
Nachmittags: Apfelbrei
Abendessen: Ungarische Gulaschsuppe

Gemüse-Spaghetti

♦ Kohlenhydrate | *Mittagessen*

*400 g Brokkoli • Meersalz • 2 Möhren
1 EL Butter • 150 ml Gemüsebrühe
5 EL Crème double • 4 EL frisch geriebener
Parmesan • frisch gemahlener Pfeffer
180 g Spaghetti • einige Zweige Kerbel*

1 Brokkoli waschen, putzen und in Röschen teilen. Die Stiele schälen und klein schneiden. Das Gemüse im kochenden Salzwasser 5 bis 6 Minuten blanchieren, herausnehmen und abtropfen lassen.

2 Die Möhren putzen, schälen und in dünne Scheiben hobeln. Die Butter in einer Pfanne erhitzen und die Möhrenscheiben darin kurz anbraten. Den Brokkoli zugeben und mitbraten.

3 Gemüsebrühe angießen, Crème double und Parmesan unterrühren, mit dem Pfeffer würzen.

4 Die Nudeln in reichlich leicht gesalzenem Wasser bissfest garen, dann abgießen und abtropfen lassen. Die Kerbelblättchen abzupfen. Nudeln und Gemüse anrichten und alles mit Kerbelblättchen garnieren.

Ungarische Gulaschsuppe

◆ Eiweiß | *Abendessen*

350 g mageres Rindfleisch • 3 reife Tomaten
1 dicke Zwiebel • 2–3 Knoblauchzehen
1 große rote Paprikaschote • 1 EL Öl
2 EL Paprikapulver, edelsüß
⅛ l Rotwein • 600 ml Gemüsebrühe
Cayennepfeffer • Meersalz

---

1 Das Fleisch kurz waschen, mit Küchenpapier trocken tupfen, anschließend in kleine Würfel schneiden. Die Stielansätze der Tomaten entfernen, Tomaten kurz überbrühen, häuten und grob würfeln. Die Zwiebel schälen, halbieren und in dünne Ringe schneiden. Den Knoblauch schälen. Die Paprikaschote halbieren, putzen, waschen und in schmale Streifen schneiden.

2 Das Öl in einem Topf erhitzen, die Fleischwürfel darin unter Rühren von allen Seiten braun anbraten. Zwiebeln,

Knoblauch und Paprika zugeben, mit dem Paprikapulver bestäuben. Alles scharf anbraten.

3 Die Tomatenwürfel zugeben und mit dem Rotwein ablöschen. Mit der Brühe auffüllen und mit dem Cayennepfeffer würzen. Zugedeckt bei schwacher Hitze 1 Stunde köcheln lassen.

4 Die Suppe mit Salz und Paprikapulver abschmecken und heiß servieren.

Nur für mich:

Fast vier Wochen habe ich mich nun gesund und lecker ernährt. Ich habe etwas abgenommen und eine andere Einstellung zum Essen gewonnen – das ist erstaunlich leicht gewesen. Heute belohne ich mich dafür und gönne mir etwas ganz Besonderes. Vielleicht kaufe ich mir ein neues Kleid, das meine Figur zur Geltung bringt, oder ein Buch, das ich schon längst lesen wollte. Oder ich gehe mit meinem Partner oder meiner Freundin ins Theater, ins Konzert. Ich genieße mein neues Lebensgefühl!

Mein Plan für heute:

Frühstück: Käsebrot
Vormittags: Heidelbeerkefir
Mittagessen: Hähnchengulasch mit süßscharfem
Chinakohl
Nachmittags: Zimtorange mit Hüttenkäse
Abendessen: Matjeshappen mit
Rote-Bete-Kartoffelsalat

Hähnchengulasch mit süßscharfem Chinakohl

◆ Eiweiß | Mittagessen

*300 g Hähnchenbrustfilet • 200 g Champignons
1 EL Öl • 180 ml Gemüsebrühe • 1 TL Curry
Pfeffer • Meersalz • 1 EL Crème fraîche
1 Chinakohl • 1 große Orange
150 g Quark (20 % Fett) • 1 Msp. Cayennepfeffer • 1/2 TL Kardamom • 1/2 TL Zimt
5 Tropfen Stevia (ersatzweise
1/2 TL Honig) • Kräutersalz*

1 Das Fleisch kurz abwaschen, mit Küchenpapier trocken tupfen und in kleine Würfel schneiden. Die Champignons putzen und in dünne Scheiben schneiden.

2 Das Öl in einer beschichteten Pfanne erhitzen und das Fleisch darin von allen Seiten braun anbraten. Die Pilze hinzufügen und kurz mitbraten. Die Gemüsebrühe dazugießen. Mit Curry, Pfeffer und Salz fein würzen. Bei schwacher Hitze 15 Minuten köcheln lassen. Zum Schluss die Crème fraîche in die Sauce rühren.

3 Chinakohl putzen, waschen und in schmale Streifen schneiden. Die Orange halbieren, zwei dünne Scheiben für die Garnierung abschneiden und beiseitelegen. Restliche Orangenhälften auspressen. Den Saft mit dem Quark glatt rühren, mit Cayennepfeffer, Kardamom, Zimt, Stevia und Kräutersalz würzen. Das Dressing über den Salat gießen.

4 Den Salat mit den Orangenscheiben garnieren und zum Hähnchengulasch servieren.

Matjeshappen mit
Rote-Bete-Kartoffelsalat

◆ Kohlenhydrate | Mittagessen

400 g kleine festkochende Kartoffeln
400 g gegarte Rote Bete (abgepackt)
1 abgelagerter Apfel • 5 Walnusskerne
150 g Joghurt • 1 TL Sonnenblumenöl
1 EL Obstessig • Meersalz
4 Tropfen Stevia (ersatzweise 1 TL Obstdicksaft)
1/2 Bund Petersilie • 4 Matjesfilets

---

1 Die Kartoffeln waschen, mit Schale in 20 Minuten garen. Abgießen, kurz abkühlen lassen, pellen und in Würfel schneiden. Die rote Bete ebenfalls in Würfel schneiden.

2 Den Apfel waschen, vierteln, vom Kerngehäuse befreien und klein würfeln. Die Nüsse hacken. Alles in eine Schüssel geben und mischen.

3 Für das Dressing Joghurt mit Öl, Essig, Salz und Stevia verrühren. Das Dressing über den Salat geben und gut vermischen. Die Petersilie waschen, trocknen, fein hacken und über den Salat streuen.

4 Die Matjesfilets in mundgerechte Stücke schneiden und zum Salat servieren.

SÜSSEN OHNE ZUCKER

Stevia – auch Süßkraut genannt – ist eine Pflanze aus Süd-
amerika, die schon seit Jahrhunderten von den Ureinwoh-
nern als Süßungsmittel für Speisen und Getränke sowie für
medizinische Zwecke verwendet wird. Die aus der Pflanze
gewonnenen Extrakte können die 300-fache Süßkraft von
raffiniertem Zucker erreichen. Da Stevia kalorien- und koh-
lenhydratefrei ist, ist es ein Segen für Übergewichtige, Diabetiker und für Menschen, die unter Krebs, Neurodermitis,
Darmpilzen oder Magenproblemen leiden. Es ist in Deutschland nicht überall erhältlich, eine Bezugsadresse finden Sie
auf meiner Homepage.
Statt Stevia können Sie auch Agaven-, Apfel- oder Birnen-
dicksaft verwenden, Frutilose sowie Honig oder Ahornsirup
sind ebenfalls geeignet.

Der große
iss.dich.schlank.-Mengenplan

Mithilfe dieses Plans brauchen Sie keine Kalorien oder Fette mehr zu zählen. Hier sehen Sie, welche Mengen für die Kategorien Frühstück, Hauptgericht oder Snack für eine Person angemessen sind. Einfach und schnell, ohne sich kasteien zu müssen, erreichen Sie mit diesem Plan Ihr Wohlfühlgewicht.

◆ *Ganz wichtig: Trinken Sie tagsüber jede Stunde 1 Glas Wasser.*

Frühstück
Sie haben die Wahl zwischen einem Obstfrühstück, einem eiweißreichen und einem kohlenhydratreichen Frühstück.

Obstfrühstück
Frisches Obst der Saison in beliebiger Menge.

Beispiele:
Ananas • Erdbeeren • Himbeeren • Brombeeren • Äpfel
Birnen • Pfirsiche • Aprikosen • Kiwis • Kirschen • Mirabellen
Nektarinen (siehe Kombiplan, Seite 20)

◆ *Hinweis: Mischen Sie fruchtsäurehaltige Obstsorten nicht mit Bananen, Feigen oder Datteln.*

Eiweißreiches Frühstück
2 Eier in jeder Form und Zubereitungsart:
gefüllte oder gekochte Eier, Omelett, pochierte Eier,
Rühr- oder Spiegeleier

Dazu in beliebiger Menge:
Tomaten, Gurken, Paprikaschoten, Radieschen oder
ein anderes Gemüse, aber kein Brot

Kohlenhydratreiches Frühstück

1 Scheibe Vollkornbrot (50 g) oder 1 Vollkornbrötchen oder
3 Scheiben Vollkornknäckebrot; diese dünn mit Butter
bestreichen und mit Folgendem belegen bzw. bestreichen:
30 g Wurst (ca. 3 dünne Scheiben) oder
30 g Käse (ca. 1 Scheibe) oder 50 g Quark (ca. 2 EL)

Dazu in beliebiger Menge:
Tomaten, Gurken, Paprikaschoten, Radieschen oder ein
anderes Gemüse

* *Hinweis: Da es keine hundertprozentige Trennung der Nahrungsmittel
gibt, können Sie das Brot mit 30 Gramm Wurst oder Käse nach Wahl
belegen. Weitere Ideen für Brotbelag finden Sie im Kombiplan.*

Müsli-Frühstück (siehe Seite 135)

* *Hinweis: Getreideflocken oder Müslis nicht mit fruchtsäurehaltigen Obstsorten kombinieren. Auch keine Milch verwenden, da diese in Verbindung mit Kohlenhydraten noch schwerer verdaulich wird. Harmonischer
schmecken Müslis mit kohlenhydratreichen Obstsorten und mit gesäuerten Milchprodukten oder einem Sahne-Wasser-Gemisch (1/3 Sahne auf
2/3 Wasser) oder Reismilch.*

Wenn Sie auf Ihren Kaffee oder schwarzen Tee nicht verzichten möchten, verfeinern Sie diesen mit etwas Sahne. Zum
Süßen bietet sich Stevia (flüssig), Fruchtzucker oder Agavendicksaft an.
Wichtig: Kauen Sie jeden Bissen sorgfältig. Kaffee oder Tee
sind kein Speichelersatz.

Snacks

* 200 g frisches Obst der Saison
* Rohkost in beliebiger Menge
* 100 g Obst, dazu 1/8 l Milch
* 200 g gesäuerte Milchprodukte, wie z. B. Kefir,
  Buttermilch, Trinksauermilch, Joghurt

Mittag- und Abendessen (Hauptgericht)

Sie haben jeweils die Wahl zwischen einer überwiegend eiweißreichen oder kohlenhydratreichen Mahlzeit.

Eiweißreiches Hauptgericht

* 150–200 g Fleisch oder
* 150–200 g Fisch oder
* 2 Eier oder
* 60 g Käse oder
* 100 g gegarte Wurstsorten

Essen Sie dazu 400 g Gemüse oder Salat.

Kohlenhydratreiches Hauptgericht

* 50 g Getreide (roh gewogen) oder
* 60 g Naturreis (roh gewogen) oder
* 90 g Vollkornnudeln (roh gewogen) oder
* 200 g Kartoffeln

Essen Sie dazu 400 g Gemüse oder Salat.

Bedienen Sie sich zusätzlich des großen Kombiplans (Seiten 19 bis 25). Wählen Sie aus der Kombigruppe Teil 1 (sparsam) und aus der Kombigruppe Teil 2 (reichlich) aus, was Sie mögen.

* *Hinweis: Bei der Zusammenstellung der Hauptmahlzeiten gelten folgende Faustregeln:*

  * *Bei einer Eiweißmahlzeit wählen Sie einen Teil Fleisch, Fisch, Käse oder Eier und dazu drei bis vier Teile Gemüse oder Salate.*

  * *Bei einer Kohlenhydratmahlzeit wählen Sie einen Teil Kartoffeln, Naturreis, Getreide oder Nudeln und dazu drei bis vier Teile Gemüse oder Salate.*

Leckere Frühstücksrezepte und Snacks

ZUM FRÜHSTÜCK
jeweils für eine Portion

Apfelmüsli
◆ Kohlenhydrate
1 gewürfelten abgelagerten Apfel, 3 EL kernige Haferflocken,
1 EL Rosinen, 1 EL Sonnenblumenkerne, 2 TL Honig
und 150 ml Buttermilch miteinander mischen.

Haferflockenmüsli
◆ Kohlenhydrate
3 EL kernige Haferflocken mit 1 EL Rosinen,
1 EL Sonnenblumenkernen, 150 g Joghurt, 1 TL Honig
und mit 1 kleinen, in Scheiben geschnittenen Banane
mischen.

Honigbrot
◆ Kohlenhydrate
1 Scheibe Vollkornbrot dünn mit Butter und
1 EL Honig bestreichen.

Käsebrot mit Radieschen
◆ Kohlenhydrate
1 Bund Radieschen putzen und in Scheiben schneiden.
1 Scheibe Vollkornbrot dünn mit Butter bestreichen, mit
einigen Radieschen und 30 g Käse (siehe Kombiplan, Seite
19f.) belegen. Restliche Radieschen dazuessen.
Statt Käse können Sie auch 30 g geräucherten Lachs oder
30 g Rinderschinken verwenden.

Obstfrühstück

• Eiweiß

Obst in beliebiger Menge putzen und in mundgerechte
Stücke schneiden: Ananas, Orangen, Mandarinen, Äpfel,
Birnen, Erdbeeren usw. Diese Obstsorten enthalten viel
Fruchtsäure, daher sollten sie nicht gleichzeitig mit Bananen,
Datteln und Feigen verzehrt werden.

Obstteller mit Joghurt

• Eiweiß

Obst in beliebiger Menge putzen und in kleine Würfel
schneiden. 100 g Joghurt mit 1 TL Zimt und 2 TL Ahornsirup
mischen und über das Obst geben.

Rührei mit Schinken

• Eiweiß

In einer beschichteten Pfanne wenig Öl erhitzen.
30 g Schinken in kleine Würfel schneiden und anbraten.
2 Eier schaumig aufschlagen, mit Pfeffer und Salz würzen,
zum Schinken geben und ausbacken. Mit 2 EL Schnittlauchröllchen bestreuen und dazu 1 Paprikaschote servieren.

Spiegeleier

• Eiweiß

In einer beschichteten Pfanne wenig Öl erhitzen. 2 Eier
aufschlagen und in die Pfanne geben. Salzen, pfeffern und
ausbraten. Mit einer Fleischtomate anrichten.

Sprossenbrötchen

• Kohlenhydrate

1 Vollkornbrötchen aufschneiden, toasten und die Hälften
mit je 2 EL Quark (20 % Fett) bestreichen. Leicht salzen und
mit 100 g Sprossen belegen.

Vollkornknäckebrot mit Quark

• Kohlenhydrate

60 g Quark (20 % Fett) mit Salz und 4 EL Schnittlauchröllchen mischen. 2 Scheiben Knäckebrot damit bestreichen.

SNACKS

Wenn nicht anders angegeben, sind alle Rezepte jeweils für 2 Portionen berechnet.

Apfelbrei

• Kohlenhydrate | 4 Portionen

5 bis 6 abgelagerte Äpfel schälen, das Kerngehäuse entfernen, die Äpfel klein schneiden und in wenig Wasser mit 1 TL Zimt und 1 EL Honig 10 Minuten kochen. Pürieren und warm oder kalt servieren.

Bananeneis

• Kohlenhydrate | 4 Portionen

2 reife geschälte Bananen einfrieren. Dann leicht antauen lassen und zusammen mit 1 EL Honig und 150 g Joghurt pürieren. Sofort servieren.

Erdbeereis

• Eiweiß

300 g TK-Erdbeeren nur leicht antauen lassen und zusammen mit einigen Tropfen Stevia und 150 g Joghurt pürieren. Sofort servieren.

Heidelbeerkefir

• Neutral

4 EL TK-Heidelbeeren mit 350 g Kefir und einigen Tropfen Stevia pürieren.

Kohlrabi mit Apfel und Greyerzer

• Eiweiß

1 Kohlrabi schälen, 1 säuerlichen Apfel entkernen und beides in Würfel schneiden. Mit 60 g Greyerzer servieren.

Roquefort mit Birne

• Eiweiß

2 Birnen vierteln, das Kerngehäuse entfernen und die Birnen mit 60 g Roquefort auf 2 Tellern anrichten.

Sauerkraut-Snack

• Eiweiß

300 g frisches Sauerkraut mit 2 Scheiben klein geschnittener Ananas und 2 EL Rosinen mischen.

Studentenfutter

• Neutral | 12 Portionen

Je 100 g Mandeln, Haselnüsse, Rosinen, Kürbiskerne und Sonnenblumenkerne miteinander mischen und trocken aufbewahren.

Würzige Avocado

• Neutral

Das Fruchtfleisch von 1 reifen Avocado zerdrücken und ½ Zwiebel fein hacken. Mischen, mit Pfeffer und Salz würzen.

Zimtjoghurt mit Nüssen

• Neutral

300 g Joghurt mit 2 TL Honig und 2 TL Zimt gut verrühren. 2 TL gemahlene Haselnüsse unterrühren und servieren.

Zimtorange mit Hüttenkäse

♦ Eiweiß

2 Orangen schälen, in Scheiben schneiden, mit ein paar Tropfen Honig süßen und mit Zimt bestreuen. Mit 250 g Hüttenkäse servieren.

Fingerfood – Gemüse

Jeweils für 1 Portion

1 Fleischtomate mit Pfeffer und Salz würzen, dazu 1 Esslöffel gehacktes Basilikum

♦ Neutral

1 große rote Paprikaschote

♦ Neutral

1 Salatgurke

♦ Neutral

Fingerfood – Obst

Jeweils für 1 Portion

1 abgelagerter Apfel

♦ Kohlenhydrate

1 Banane

♦ Kohlenhydrate

3 Feigen

♦ Kohlenhydrate

1 Grapefruit

♦ Eiweiß

1 Papaya

♦ Eiweiß

5 getrocknete Pflaumen

♦ Kohlenhydrate

1 großes Stück Wassermelone

♦ Neutral

Vitamindrinks

Jeweils für 1 Portion

150 ml Buttermilch

♦ Neutral

¼ l frisch gepresster Orangensaft

♦ Eiweiß

Die Grundprinzipien des Programms

Hier finden Sie die Grundprinzipien des iss.dich.schlank.-Programms in zehn Geboten zusammengefasst. Die Ernährungsregeln sind bei den Rezepten in diesem Kochbuch berücksichtigt. Auf die beiden letzten Gebote wird hier nur am Rande eingegangen, sie wurden im ersten iss.dich.schlank.-Buch ausführlich erläutert.

Die zehn iss.dich.schlank.-Gebote

1. Streben Sie einen ausgeglichenen Blutzuckerspiegel an.
Meiden Sie Kohlenhydrate, die den Blutzuckerspiegel übermäßig in die Höhe treiben.

2. Essen Sie die »richtigen« Kohlenhydrate.
Essen Sie überwiegend Kohlenhydrate, die einen mittleren bzw. niedrigen GLYX aufweisen.

3. Bremsen Sie den Heißhunger aus.
Meiden Sie Nahrungsmittel, die im Körper Heißhunger auslösen.

4. Verwenden Sie nur hochwertige Fette.
Streichen Sie fettes Fleisch, fette Wurst, gesättigte und gehärtete Fette vom Speiseplan.

5. Kombinieren Sie clever – denken Sie um.
Kombinieren Sie nur solche Nahrungsmittel, die sich miteinander gut vertragen (welche das sind, sehen Sie im iss.dich.schlank.-Kombiplan auf den Seiten 19–25).

6. Essen Sie Süßes.
Süßigkeiten sind erlaubt – aber bitte keine, die den Blutzucker erhöhen. Verwenden Sie Stevia, Fruchtzucker oder Agavendicksaft als Alternativen zum Zucker.

7. Trinken Sie ausreichend.
Acht Gläser Wasser täglich helfen dem Stoffwechsel auf die Sprünge.

8. Achten Sie auf Kalium.
Entwässern auf natürliche Art: Salate, Gemüse, Rohkost und Obst bieten aufgrund des hohen Kaliumgehalts die ideale Voraussetzung, um abzunehmen.

9. Bewegen Sie sich.
Jede Art von Bewegung lässt Körperfett schmelzen und verhilft Ihnen zu einem leichteren Leben.

10. Tun Sie etwas für sich.
Machen Sie es sich zur Lebensaufgabe, glücklich zu sein, und Sie werden sich wundern, wie viel besser und schöner Ihr Leben sein wird.

Ihr persönlicher Kontakt zur Autorin

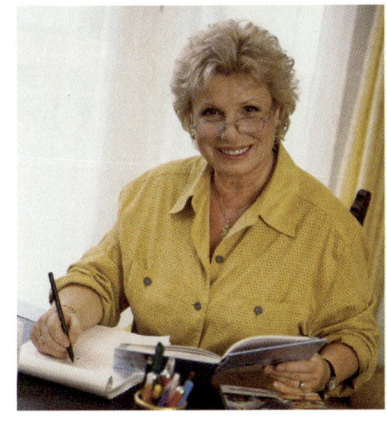

Ursula Summ ist *die* Trennkost-spezialistin und Bestsellerautorin zahlreicher Trennkostbücher.

Sie begleitete viele Jahre in ihren Seminaren Übergewichtige bei der Gewichtsabnahme. Aus diesen Erfahrungen heraus entwickelte Ursula Summ ein überzeugend einfaches Abnehmprogramm und macht begreiflich, dass der Schlüssel zur Gewichtsabnahme nicht im Entsagen liegt, sondern im richtigen Essen. Parallel zu ihren Büchern bietet sie ihren Lesern einen Fernlehrgang zum gesunden Abnehmen an.

Liebe Leserin, lieber Leser, wenn Sie zu meinem iss.dich.schlank.-Programm Fragen haben, rufen Sie mich an oder mailen Sie mir einfach!

Informationen rund um das Abnehmen erhalten Sie bei:

Summ – Trennkost
Ursula Summ
Buzon N° 356
Calle Patricio Ferrandiz 40,
E-03700 Denia / Alicante, Spanien

Tel. 0034 966 421 120
Fax. 0034 965 784 715

Homepage: www.trennkost.de
E-Mail: summ@trennkost.de

Weltbild Buchverlag
–Originalausgaben–
Genehmigte Taschenbuch-Lizenzausgabe 2009 für die
Verlagsgruppe Weltbild GmbH, Steinerne Furt, 86167 Augsburg
Copyright der Originalausgabe © 2007 Knaur Ratgeber Verlag.
Ein Unternehmen der Droemerschen Verlagsanstalt Th. Knaur
Nachf. GmbH & Co. KG, München
2. Auflage 2009
Alle Rechte vorbehalten

Projektleitung: Almut Seikel
Redaktion: Anna Cavelius
Umschlagabbildung: © Getty Images (Chris Alack)
Umschlaggestaltung: bürosüd°, München
Satz: Lydia Kühn
Gesetzt aus der: Palatino Light 10,7/13,9 pt
Druck und Bindung: Offizin Andersen Nexö Leipzig GmbH, Zwenkau

Gedruckt auf chlorfrei gebleichtem Papier

Printed in the EU

ISBN 978-3-86800-089-4

Register